死肪肝

川本 徹
KAWAMOTO TORU

幻冬舎MC

はじめに

いまや日本人の3人に1人が脂肪肝であり、放置すると肝硬変や肝がんへと進行する――。にわかには信じられないことかもしれませんが、これは最近の研究で明らかになった事実です。

脂肪肝とは肝臓に脂肪が過剰に蓄積した状態のことです。よくフォアグラという食べ物に例えられますが、具体的には肝臓に30％以上の中性脂肪が溜まった状態を脂肪肝と呼んでいます。

私が医師になった1980年代は、脂肪肝は病気のうちには入りませんでした。なぜなら健康診断で脂肪肝と診断されてもその時点ではなにも症状がなく、日常生活に支障がなかったからです。強いていえば、肝移植するときに脂肪肝はドナーとして不適切であるといったことぐらいでした。

私が初めて深刻な脂肪肝の患者に出会ったのは、東京都港区で開業した2010年のことです。当時脂肪肝の原因はアルコールの過剰摂取だと考えられていましたが、その患者はお酒も飲まないのに、あらゆる治療を施しても肝機能が悪くなる一方でした。それから間もなく肝硬変となり、やがて肝がんを発症したのです。同じ頃非常勤をしていた東京女子医科大学でも、アルコールを摂取しない患者が脂肪肝から肝がんに進行した症例を見る機会が増えました。

　脂肪肝を放置しておくととんでもないことになる……。私がそう実感するのと同時に、日本の医師のあいだでも脂肪肝は決して見過ごせない病気だという認識が広がっていったのです。

　脂肪肝は、飲酒が原因となるアルコール性の脂肪肝と飲酒が原因でない非アルコール性脂肪性肝疾患（ＮＡＦＬＤ／ナッフルディー）の大きく2種類に分かれます。

　このうち近年特に注目されているのはＮＡＦＬＤのほうです。背景には肥満や高血圧、糖尿病、脂質異常症といったいわゆるメタボの増加があります。食べ過ぎや運動不足によって摂り過ぎた脂肪や糖は、皮下脂肪、内臓脂肪に蓄えられるほか、肝臓にも貯蔵されていきNAFLDの発症を引き起こします。

そして、NAFLDの一部は肝硬変や肝がんへ進行し得る「非アルコール性脂肪性肝炎（NASH）」へと移行します。

つまり脂肪肝を放置すれば先ほどの例のように肝硬変や肝がんを発症する恐れがあり、やがて死に至ることもあり得るということです。

しかしながら、それほどの疾患であるにもかかわらず健康診断で脂肪肝と診断されても医療機関を受診する人は現実にはあまりいません。それは多くの人がNASHの本当の怖さを知らないからだと考えています。

「肝臓は沈黙の臓器」といわれるように、脂肪肝からNASHになってもかなり病気が進行しないと自覚症状が出ないことがほとんどです。つまり、問題が生じていても自分では分からないのが脂肪肝の怖いところです。


私は、開業する以前には筑波大学附属病院とその関連病院に長く勤務し、臨床と消化器がんの研究に没頭しました。留学先の米国テキサス大学MDアンダーソンがんセンターではがん治療の最先端研究に携わりました。

この経験と開業医として日々多くの患者を診察し断言できるのは、脂肪肝にしても肝がんにしても、進行してしまうとどんなに最先端の医学をもってしても治すことは難しいということです。脂肪肝が分かった段階で食事や運動を見直し、かつ適切な薬物療法や健康観察を継続することが健康な肝臓を取り戻す近道となります。それには何よりも患者自身に、脂肪肝という病気の深刻さを知ってもらう必要があります。

2019年から広まった新型コロナウイルス感染症は社会を一変させました。働き方も在宅勤務が日常となり、過食や運動不足といったことに起因する肥満傾向の方が増えてきました。それに伴い、脂肪肝と健康診断で指摘される人も増えてきています。今後さらに「脂肪肝予備群」が増えることは間違いないと私は見ています。

そこで本書では、恐ろしい病気の引き金となる脂肪肝の基礎知識とともに、肝炎、肝硬変、肝がんへと進むメカニズムについて詳しく解説します。また消化器外科医として脂肪肝やがんの病理を数多く診てきた経験から、脂肪肝の診断方法や現在考え得る有効な治療法、肝がんをはじめとする消化器がんの最新研究についても分かりやすく紹介しています。

　一人でも多くの方が肝臓の病気で苦しむことのないように本書が防波堤となり、健やかな人生を送る一助となれば幸甚です。脂肪肝の怖さと正しい対策法を知り、いつまでも健康な肝臓を維持してほしいと願っています。

死肪肝　目次

［第2章］ 現代人に増えている　脂肪肝の基礎知識

［第3章］　脂肪肝はやがて肝炎に　炎症が引き起こす疾病

［第1章］

死を招く　脂肪肝の危険性

脂肪肝から始まる命の危機⁉

脂肪肝という言葉を一度は耳にしたことがあるかと思います。脂肪肝とは、肝細胞内に中性脂肪が異常に蓄積した状態のことをいいます。有名なものに、餌をたくさん食べて肥大したガチョウやアヒルの脂肪肝フォアグラがあります。人間の肝臓もさまざまな原因で脂肪肝になります。

でも私は太っていないし、お酒もたしなむ程度だから心配ないという人もいるかもしれません。確かに脂肪肝は肥満者やアルコールの飲み過ぎの人がなりやすい病気です。しかも放っておくとさまざまな疾患や老化につながっていくことも明らかにされてきています。

もともと脂肪肝は、肥満患者の多いアメリカではじめに注目されました。それが近年では日本でも患者数が多くいることが分かってきたのです。

衝撃的なのは、日本人の成人男性の3人に1人が脂肪肝と推定されていることです。これは血液中の脂質の値が高い状態である脂質異常症と同じくらいの割合になります。

脂肪肝は単に肝臓に脂肪が蓄積しているというだけではなく、いわば肝臓のメタボリック症候群と言えます。メタボが糖尿病や高血圧、動脈硬化、脂質異常症などさまざまな病気に関連することは広く知られています。それらと同じく、肝臓に脂肪がたくさん溜まってくるといろいろな悪い影響が出てきます。肝臓では慢性的に炎症が起こるようになり、次第に線維化といって肝臓の組織が硬くなっていきます。そして脂肪肝の原因となっている肥満や生活習慣が改善されず、症状が進行した場合、最終的には肝硬変や肝がんといった深刻な肝臓病に至ることもあります。

このような状況のなか、日本肝臓学会は２００８年頃から本格的に脂肪肝の対策に取り組み始めています。例えば肝疾患に対する啓蒙活動、肥満の警告、運動習慣の実施の呼びかけなどです。

けれども脂肪肝になっていても多くの人には自覚症状がなく、詳しい検査を受けない限り脂肪肝と診断されないので見過ごされてしまっているのが現状です。これが脂肪肝が侮れない理由の一つです。

長年放置して肝硬変の段階まで行ってしまうと、肝臓の機能が大幅に低下して元に戻らなくなります。さらに悪化すると肝がんとなり、命を落とすリスクさえあります。

非アルコール性脂肪性肝炎という定義の始まり

現在では脂肪肝が珍しい病気ではなくなりました。人間ドックなどの健康診断で見つかる肝臓病のなかでは脂肪肝が最多となっています。

脂肪肝がとても怖い病気だと認識されるようになったのはつい最近のことです。30年ぐらい前までは、脂肪肝から肝炎や肝硬変に進むことはないというのが医学の常識でした。以前から肥満の患者に脂肪肝が多いことは知られていました。ですが脂肪肝になっても予後は良好で、特に命に関わるようなことはないと考えられていたのです。

脂肪肝の危険性が最初に指摘されたのは、１９８０年代にアメリカのLudwigという病理学者が報告した事例とされています。「アルコールを飲んでいないのに、まるでアルコール性脂肪性肝炎のような進行性の肝障害を来す人々がいる。そのような人たちに共通する疾患として、肥満、糖尿病、脂質異常症などがある」という報告でした。このとき初めて提唱されたのが非アルコール性脂肪性肝炎「ＮＡＳＨ」（英語表記nonalcoholic steatohepatitis）という定義といわれています。

その後も対象者の観察研究は継続され、脂肪肝から肝硬変や肝がんに進行した例が報告されました。そして特に肥満傾向のある糖尿病患者に肝硬変や肝がんで亡くなる人が多いことから、ウイルス性でもなく飲酒を過剰にしない人の脂肪肝の研究が進められてきました。

一方で当時はまだその定義は受け入れられず、しばらく忘れられていたことも事実です。脂肪肝よりもB型肝炎やC型肝炎といったウイルス性肝炎の被害のほうが深刻で、研究者の目がウイルス性肝炎からどうやって人々を救うかということに向けられていたためでした。

その後、世界的に飽食の時代になり肥満や糖尿病などが増え始めました。メタボリック症候群の病態がクローズアップされるようになると、アメリカで再び脂肪肝が注目されるようになりました。

2003年のアメリカ肝臓学会で非アルコール性の脂肪性肝炎が重要なテーマとして取り上げられました。それから遅れること数年、日本でも脂肪肝が注目され健康診断や人間ドックなどで指摘される件数も増えており、国内での脂肪肝患者の数が増えてきていると考えられます。[*1)]

ウイルス性肝炎は克服されつつある

肝炎は、肝細胞が壊れることによって起こります。肝炎が６カ月以上続くと慢性肝炎、６カ月以内なら急性肝炎といいます。

肝炎の原因はさまざまで、ウイルス感染、アルコールの過剰摂取、肥満（脂肪肝）、薬物によるものなどがあります。

かつて肝がんの発生の多くは、Ｂ型肝炎ウイルス（ＨＢＶ）およびＣ型肝炎ウイルス（ＨＣＶ）の患者が占めていました。国内の感染者（発症しなかった人も含む）は、Ｂ型肝炎が約１１０～１４０万人、Ｃ型肝炎が約１９０～２３０万人（平成16年度調査より推定）でした。そのうち発症した患者数はＢ型肝炎が約7万人、Ｃ型肝炎が約37万人（平成20年患者調査より推計）という規模でした。

現在ではワクチンや抗ウイルス薬の進歩により、慢性ウイルス性肝炎は早期の段階で発見して適切な治療を受ければ治すことも可能な病気になりました。特にＣ型肝炎では副作用の少ない経口薬が開発され、ほとんどのウイルスを排除できるようになりました。

［図表１］　日本における肝疾患の推移

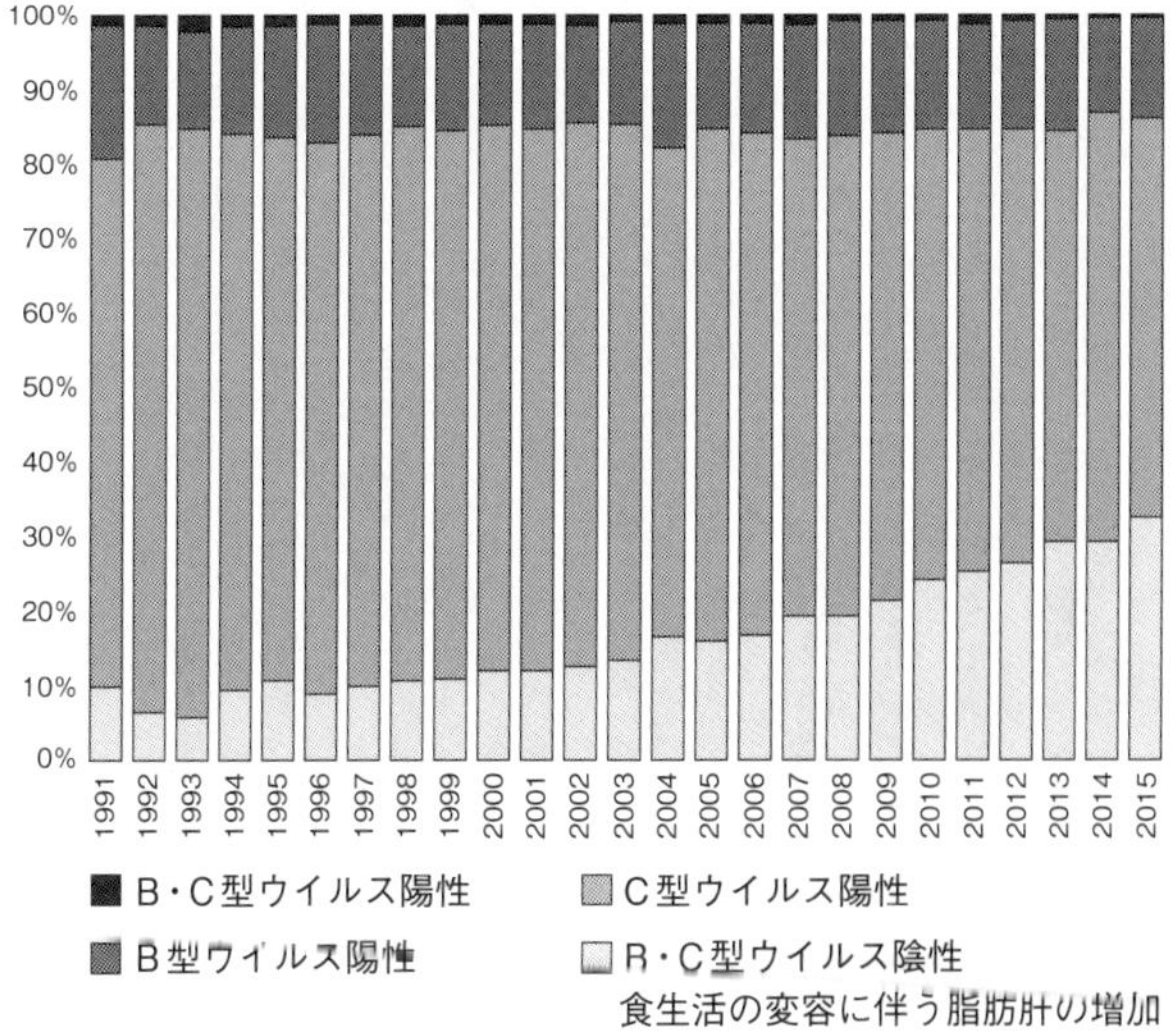

出典：Tateishi R et al. J Gastroenterol（2019）54 367-376

それに代わり増えてきたのが、ウイルス性以外の肝炎です。国内における肝がん全体に占める非ウイルス性肝炎を背景とした肝がんの割合は、１９９１年には10％でありました。それが２０１５年には32・５％にまで増加しています。

肝臓に炎症が起きている状態が10年、20年と続けば、肝臓の〝線維化〟という状態になります。これが肝硬変という病気です。そしてその先には肝不全や肝がんという恐ろしい病気が待っています。

お酒を飲まない人の脂肪肝も油断大敵

脂肪肝というと、少し前まではお酒が好きな人の病気と思われていました。確かにお酒の飲み過ぎは肝臓に負担をかけます。過度の飲酒を続けているとアルコール性脂肪肝、さらにはアルコール性肝炎になります。お酒の飲み過ぎは肝臓を壊すというのは本当です。しかし、お酒を飲まないからといって油断はできません。

肝硬変の原因の約６割を占めるのが、Ｂ型またはＣ型肝炎です。つまり全体の６割程度はウイルス性の肝炎が原因であることが分かります。残りの４割弱が非Ｂ型・非Ｃ型ということになりますが、その内訳を見てみると半数以上がアルコール性であり、15％ほどが非アルコール性脂肪性肝炎（ＮＡＳＨ）となっています。[＊2)]

まだ脂肪肝の詳しい調査が始まって年月が浅いことから、実際にどれくらいの患者や予備群の人が国内にいるのかは今後の報告を見ていく必要があります。それでも肥満の増加を背景に、世界的にもまた日本でもお酒を飲まない人の脂肪肝の有病率は上昇していくと見られています。

いずれにしても肝硬変や肝がんまで進行する原因の肝炎はウイルス性やアルコール性が大半でしたが、にわかに非アルコール性の比率が高まっていることは確かです。

一般的には血液検査の数値だけでは脂肪肝とはわからないので、腹部CT検査や超音波検査と併せて診断することになります。健康診断や人間ドックで肝機能障害を指摘された場合は、脂肪肝の可能性があるかもしれません。必ず一度は、二次検査を受けることをお勧めします。

アルコール性と非アルコール性の違い

脂肪肝は飲酒が発症に関係している「アルコール性脂肪性肝炎」と、過剰飲酒を伴わない「非アルコール性脂肪性肝疾患（英語表記nonalcoholic fatty liver diseaseからNAFLD／ナッフルディー）」に大きく分けられます。

NAFLDはさらに単純な脂肪肝である「非アルコール性脂肪肝（NAFL／ナッフル）」と、肝臓の線維化が進んでしまうリスクの高い「非アルコール性脂肪性肝炎（NASH／ナッシュ）」に分けられます。

国内の脂肪肝の患者数は、人間ドックのデータから約３０００万人と推計されています。そのうちＮＡＦＬＤの患者数は推計１０００～２０００万人とも言われており、お酒を飲まない人の脂肪肝もかなりの人数になっています。

アルコール性なのか非アルコール性なのかは飲酒量で判断されます。1日あたり純エタノールとして男性では30g以上、女性では20g以上のお酒を毎日飲み続けるとアルコール性肝障害を起こすことがあるといわれています。純エタノール30gとは、1日あたりビールなら７５０mL（大瓶1本強）、日本酒なら1合半、ワインはグラス２杯半、ウイスキーではダブルで1杯半に相当します。これよりも飲酒量が少なければ、ＮＡＦＬＤということになります。[*3)]

脂肪肝を放置することが危険な理由

脂肪肝はとても怖い病気といっても、なかなかピンとこないという人も多いかと思います。脂肪肝は、メタボリック症候群ほどには世間に認知されていない病気です。そして医学界ですら注視するようになったのはここ20年ぐらいのことです。脂肪肝を放置すると危険な理由はいくつかあります。

●肝がんへと進行する脂肪肝がある

お酒が原因でない非アルコール性脂肪性肝疾患（ＮＡＦＬＤ）の中には、肝臓の線維化が進みやすい「非アルコール性脂肪性肝炎（ＮＡＳＨ）」が含まれます。

ＮＡＦＬＤのうち80～90％は脂肪肝のままで、肝臓の病気はほとんど進行しません。しかし残りの10～20％はよりリスクの高いＮＡＳＨになり、肝硬変や肝がんへ進んでいくことがあります。しかもＮＡＳＨは、ウイルス性肝炎と比較しても肝臓の線維化のスピードが速いことが特徴です。

今のところＮＡＳＨになる人とならない人の違いについてはっきりとした原因はわかっていませんが、メタボ人口の増加に伴い、国内のＮＡＳＨ人口は増加傾向にあると考えられています。

●脂肪肝は、自分では気づきにくい

あなたの肝臓は健康ですか？　脂肪肝になっていませんか？　そう聞かれても、自分ではよく分からないという人が多いのではないでしょうか。しかしそれは当然のことで、脂肪肝になっても自覚症状はほとんどありません。進行性のＮＡＳＨでもかなり病状が悪化しない限り症状がないことがほとんどです。

今のところ定期健診等の血液検査だけでは脂肪肝かどうかの診断がつかないため、脂肪肝は早期発見が難しくなっています。肝機能の数値が悪いと言われたことで腹部ＣＴ検査や超音波検査を受けて初めて、肝臓の異変が判明する人がほとんどです。さらにＮＡＳＨかどうかは肝生検という、肝臓の組織を採取して調べる検査をしないと診断できません。

肝臓には痛みの神経がありません。ましてやお酒をほとんど飲まなければ、肝臓の病気になっていると想像もしないという人が多いのです。

現に何の自覚症状もない人が健診で肝機能の異常を指摘され、詳しく検査をしてみたらすでに改善が難しい肝硬変へと進んでいたという患者が時折います。

●脂肪肝はさまざまな病気のリスクを高める

脂肪肝は、メタボリック症候群と合併しやすくさまざまな病気を誘発、進行させることがわかっています。

例えば以下のような病気が該当します。

・脳卒中
・心筋梗塞
・高血圧・糖尿病・脂質異常症・痛風・動脈硬化
・睡眠時無呼吸症候群
・胆石症
・性ホルモン異常
・(肥満による) 変形性膝関節症

肝臓に脂肪が溜まるということは、必要以上に中性脂肪が作られ血液中にも中性脂肪が多いということになります。その状態が続くことで動脈硬化になるリスクが高まります。

そして非アルコール性脂肪性肝疾患（ＮＡＦＬＤ）の人は、一般の人に比べて肝臓病で死亡する確率が6倍となります。心筋梗塞や脳梗塞などの心・血管疾患（動脈硬化によって血管の内部が狭窄することで起こる疾患）のリスクや死亡率も増加することが分かっています。

また別の研究では、肥満患者の61％、高血圧症の60％、脂質異常症の54％、高ＬＤＬコレステロール血症の42％、糖尿病（境界型を含む）の63～71％が脂肪肝であると報告されています。

このように脂肪肝と生活習慣病は密接な関係にあり、脂肪肝を生活習慣病の入り口と捉えることが大切です。[*4)][*5)]

●肥満でない人も脂肪肝になる

メタボとつながりが強いと思われがちな脂肪肝ですが、肥満ではない正常体重の人でも脂肪肝になることがあります。

ＮＡＦＬＤの患者は、アメリカでは肥満の人において疾病率が高くなっています。ですが日本人は肥満の割合がアメリカほど多くないはずなのに、ＮＡＦＬＤ／ＮＡＳＨの疾病率はアメリカと同程度です。その理由として次のように考えられます。

肥満とは単に体重が多いだけではなく体脂肪が過剰に蓄積した状態をいいます。体脂肪は本来ならばエネルギー源であるブドウ糖が体内で不足した場合に、それを補うものとして使われます。体脂肪は脂肪が付く場所により皮下脂肪と内臓脂肪に分けられます。

体脂肪は、食事の脂肪や糖から作られます。その中でエネルギーとして消費されずに体内で蓄積されたものが体脂肪となります。体脂肪が皮膚のすぐ下の皮下組織に付くと皮下脂肪となります。内臓の周りに溜まると内臓脂肪となります。そして皮下脂肪、内臓脂肪という脂肪組織に入りきらなかった場合に異所性脂肪となるのです。異所性脂肪というのは、文字どおり本来溜まるはずのない場所（肝臓や心臓といった臓器や筋肉など）に蓄積される脂肪のことです。異所性脂肪が肝臓で増えていくと脂肪肝になります。

アジア人は小柄な人が多く中性脂肪の貯蔵先である皮下脂肪や内臓脂肪のストックがもともと少ないとされるので過食すると異所性脂肪が溜まりやすく、脂肪肝になりやすいと考えられています。

特にＢＭＩ（英語表記Body Mass Index／体重kg÷身長mの2乗）が25未満の人のＮＡＦＬＤは、欧米よりもアジアで疾病率が高いとされています。その原因としてＰＮＰＬＡ3という遺伝子の変異がアジア人に多く見られ、それがＮＡＦＬＤ／ＮＡＳＨの発症や進行に関わっている可能性があるようです。

●無理なダイエットで脂肪肝になる⁉

意外なことかもしれませんが、ダイエットによる栄養障害でも脂肪肝になることがあります。

肝臓は血糖を一定に保つ機能があります。極端な食事制限をした場合、体内では血糖値が低下してインスリン分泌の低下が起こります。体はエネルギー不足となっているので、皮下脂肪などから脂肪を分解し遊離脂肪酸を血中に分泌します。そのうち使われなかった遊離脂肪酸は肝臓に集まり、肝臓はそれを中性脂肪に変えようとします。

このとき肝臓に集まった中性脂肪を血液中に流すには、たんぱく質の助けが必要です。ところが極端な食事制限やある特定の食材しか食べないダイエットをしていると、たんぱく質が不足しているので、血液中に脂肪を流すことができません。その結果、肝臓に中性脂肪が溜まり続けてしまい脂肪肝になりやすいというわけです。

私が知るなかにも、やせている女性に脂肪肝が見つかった例があります。年齢は60歳、食事は質素で、お酒も飲まず、趣味で登山を楽しんでいる女性でした。なぜか健康診断の肝臓の数値が悪く、超音波検査をしたところ、すでに肝硬変へと進行していました。

女性の体の特徴として、女性ホルモンの一つであるエストロゲンが、脂質の代謝に深く関わっていることが分かっています。閉経後は、エストロゲンの体内の量が急に減るために中性脂肪の値が急上昇することがあります。

そして脂っこいものを控えようとたんぱく源である肉や魚を控え過ぎ、肝臓内の中性脂肪を排出するためのたんぱく質が十分に生成できなかったことで中性脂肪がうまく肝臓の外に運び出されなかったなど、なんらかの食生活が影響したとも考えられます。

脂肪肝になりたくなければ、必ず肉や魚類の動物性たんぱく質と大豆食品などの植物性たんぱく質の両方を組み合わせて摂るようにし、栄養バランスを崩さない食生活をすることが重要となります。また食べた分だけきちんと消費できるように、日常生活での活動量を増やす意識も必要です。

脂肪肝になりやすい生活習慣とは？

脂肪肝の発生には生活習慣が深く関係しています。過度な飲酒習慣や偏った食生活そして運動不足などにより現代人は、誰もが脂肪肝になる可能性があります。

食事の内容としては、高脂肪食、高カロリー食、高塩分食、代表的なものにジャンクフードの食べ過ぎがあります。また砂糖をたっぷり使った菓子類やジュースなどの間食が多い、食事が炭水化物中心で栄養バランスが崩れている人も要注意です。それに加え朝ごはんを食べず、夜遅い食事が多いなどの不規則な食事も脂肪肝になるリスクを高めます。

さらには基礎代謝の問題があります。一般的に基礎代謝は加齢に伴って低下していきます。筋肉量の減少や活動量の低下が原因ですが、基礎代謝が減っているのに以前と変わらない量を食べ続けていれば、摂取エネルギー＞消費エネルギーとなり太りやすくなります。年齢とともに脂肪肝になる人が増えていくのには、こうした基礎代謝の問題も背景にあるでしょう。

肥満と肥満でない人では、肥満の人のほうが脂肪肝になる可能性が高くなります。男性では肥満になると約5・5倍、女性ではなんと約9倍も脂肪肝になることが分かっています。厚生労働省の調査によれば、40歳から74歳の男性の2人に1人、女性の5人に1人がメタボリック症候群予備群とのことですから、脂肪肝予備群の人も国内に相当数いると考えられます。

コロナ禍の巣ごもり生活が脂肪肝を増やす⁉

いわゆる〝コロナ太り〟という言葉は、すっかり耳慣れたものになりました。

2019年の12月上旬に確認された新型コロナウイルス感染症は、2022年3月現在、いまだ収束には至っていません。変異株の出現で、ウイルスの感染力が度々変化することもあり、新型コロナウイルスと共存する生活はまだしばらく続きそうです。

感染拡大時には、たびたび緊急事態宣言が出され大人も子どもも外出を控える、いわゆるステイホームが余儀なくされました。

通勤で毎日歩いていた人が在宅勤務に切り替わることで、運動不足になることがあります。自粛生活のストレスでお酒を飲む機会や間食が増え、ストレスによる過食が増えることもあります。コロナ禍の影響から体重をコントロールするのが難しくなった人は多くいるかと思います。ある調査では、コロナ禍以前に比べ約３人に１人が体重増加したとの報告もありました。

ここで注目すべき研究データを一つ紹介します。国内の一般病院での健康診断受診者４４０１人のうち新規のＮＡＦＬＤ患者は約10％に認められ、新規患者の１年間の体重増加の平均値は１・７kgでした。そしてＮＡＦＬＤ患者と認められた人たちの多くは、メタボリック症候群の基準を満たしたという報告です。

この調査から、１年間で２kg程度体重が増えただけでも脂肪肝になり得ることが分かります。先行きが見えないコロナ禍のなかで、多くの人の健康管理のために脂肪肝対策がますます重要になると考えられるのです。

脂肪肝と新型コロナウイルス重症化リスク

脂肪肝と新型コロナウイルス感染症（ＣＯＶＩＤ－19）との関連で、もう一つ注意喚起しておかねばならないことがあります。

日本肝臓学会は、このコロナ禍である提言をリリースしました。そのなかには、「ＮＡＦＬＤはＣＯＶＩＤ－19に罹患すると重症化する可能性がある。また、肝硬変、肝がんなどの肝臓病も、ＣＯＶＩＤ－19の重症化に関わる要因であることが報告されている」と書かれています。

一方で厚生労働省の診療の手引きによると、ＣＯＶＩＤ－19重症化のリスク因子として、65歳以上の高齢者・慢性閉塞性肺疾患（ＣＯＰＤ）・慢性腎臓病・Ⅱ型糖尿病・高血圧・脂質異常症・肥満（ＢＭＩ30以上）などが挙げられています。

ＮＡＦＬＤの患者は高い頻度で肥満、糖尿病、心・血管疾患を合併症としてもっているため、血栓塞栓症が生じやすいといわれています。つまりＣＯＶＩＤ－19では、脂肪肝であることがハイリスクとなるのです。現時点では実態ほどには注目されていない脂肪肝ですが、脂肪肝がＣＯＶＩＤ－19のリスクを測る指標の一つとして認識されれば、多くの人が危機感をもつようになるはずです。

特に、非アルコール性脂肪性肝疾患（ＮＡＦＬＤ）は増えてきており、肝臓病の専門家たちは今後要注意の疾患として注目しています。しかし一般的には、脂肪肝はメタボや糖尿病ほど要注意の疾患だとは思われていません。それは、脂肪肝の本当のリスクについて知る人が少ないからだと思うのです。

脂肪肝の増加傾向は今後も続き必ずや社会問題化するのではないか、そしてあと数年もすれば脂肪肝が生活習慣病のリスク診断で大きな意味をもつ時代が来るのではないか、と私はみています。

脂肪肝と生活習慣病は関連があることが分かっています。脂肪肝の診断技術が進歩して早期発見・治療につなげることができれば、深刻な肝臓病や心・血管疾患（心筋梗塞や脳梗塞など）発症に至る危険性をかなり減らせるはずです。私は消化器専門の医師として、脂肪肝に目を向ける人がまだまだ少ない現状を、とても歯がゆく感じています。

今の時点では、メタボのように一般の人にとって分かりやすい診断基準はありません。だからこそ見逃されやすいこの脂肪肝というものの怖さの認知が必要となります。そして脂肪肝の放置をやめて予防や治療に努めることが重要なのです。[*5）*6）]

［第2章］

現代人に増えている脂肪肝の基礎知識

肝臓は人体の化学工場

右上腹部にある肝臓はヒトの体で最も大きい臓器です。２５００億個もの細胞が集まり、体重のおよそ50分の1、大人で１０００～１５００gの重さがあります。

肝臓の機能は多岐にわたり、５００以上あるともいわれます。主な働きは栄養素の代謝と貯蔵、分解・解毒作用、胆汁の合成、免疫を調整する機能の４つです。

肝臓は体内に取り込まれた物質を化学的に変える〝化学工場〟としての役割をもちます。食べ物の多くはそのままでは栄養として体に吸収されず肝臓が何千という酵素を使い、化学変化を起こして吸収されやすい形に変えてくれているのです。

例えば食事で摂取した糖質は腸で吸収され肝臓へ送られます。肝臓ではその糖質（ブドウ糖）をグリコーゲンに変えて蓄えておき、必要なときにエネルギーとして供給します。

肝臓はアルコールやニコチン、薬剤など、体内で毒となるものを分解・解毒して体の外に排出する働きもしています。アルコールや薬剤などを過剰に摂取すると、肝臓の解毒作用が追いつかなくなり肝臓に大きな負担をかけてしまいます。

酵素やアルブミンなど体に必要なタンパク質を合成したり、脂肪の消化を助ける胆汁を作ったりするのも肝臓の大事な役目です。また肝臓は健康を維持するうえで重要な免疫細胞が働く場所でもあります。

もう一つ肝臓の特徴として忘れてはならないのが、非常に我慢強い臓器であることです。ヒトの臓器のなかでも高い再生能力をもっていて、健康な肝臓なら80～85％を切り取られても再生することができ、働き続けるといわれています。

このように多彩な機能を持つ肝臓は消化器のなかでも非常に重要な臓器で、これがなければ私たちは生きてはいけません。まさに〝肝心要の臓器〟といえるでしょう。

沈黙の臓器、肝臓が壊れる・悪くなるとは？

肝臓は〝沈黙の臓器〟とも呼ばれます。例えば「だるさ・疲労感」は肝機能異常の代表的な症状ですが、誰もが気づくわけではありません。気づかないうちに症状が進行します。黄疸などはっきり分かる症状が現れたときにはかなり肝臓病が悪化し、完治が難しい状態になる場合もあります。

脂肪肝でも長年放置していると最悪の場合肝硬変に陥り、血中にアンモニアが増加して意識障害を引き起こす肝性脳症や、食道・胃静脈瘤、腹水（お腹に水が溜まる状態）を合併する肝不全という状態に陥ることがあります。肝臓が悪くなる、肝臓が壊れることの末路です。いくら高い再生力をもつ肝臓でも再生力を超える障害が生じると、元には戻れなくなってしまうということです。

ただし脂肪肝や肝炎と診断されても、早期に対策や治療に取り組むことで改善する可能性があります。ウイルス性肝炎ならば、抗ウイルス治療法を早期に始めることにより治癒の可能性もあります。だからこそ私たちは日頃から肝臓をいたわり、肝臓が病気にならないように注意を向けておくことが大切です。

肝臓の異常の、代表的な自覚症状がいくつかあります。

・**黄疸**　血液中のビリルビンという黄色い物質が増えると、皮膚や白目が黄色くなります。肝機能障害でビリルビンが胆汁に排泄されなくなり、血液中のビリルビン濃度が上がることで黄疸が現れます。

・**かゆみ**　肝臓の働きが悪くなると胆汁の流れが停滞し血流に入っていきます。この血液中の胆汁が、かゆみを引き起こすことがあります。特にかゆみが出やすいのは「原発性胆汁性胆管炎（ＰＢＣ）」で、かゆみを訴える患者の割合は7割に上るとの報告もあります。

- **疲れ・吐き気・食欲低下**　肝臓の障害が進行すると、エネルギー産生や解毒作用が低下してくることから、だるさや食欲不振などが現れます。

脂肪肝ができるまで

脂肪肝の主な原因としてアルコール性（慢性的な過剰飲酒）と、非アルコール性（肥満・糖尿病・脂質異常症）の大きく2つに分けられます。そのほかに、わずかですが薬の副作用が原因で脂肪肝になることもあります。割合としては、脂肪肝の原因のほぼ半分を肥満が占め、次に糖尿病が18％、アルコールに起因するものが18％となっています。肥満は、やはり突出したリスクです。

●アルコール性脂肪肝の発症メカニズム

以前、日本肝臓学会で1日に30gのアルコールを毎日飲み続けると、わずか2週間で肝臓に脂肪が溜まるというのを聞いたことがあります。そんな短期間でも脂肪肝になり得るのかと、とても驚いたのを覚えています。

私たちがお酒を飲むとき、体の中に入ったアルコールのほとんどは肝臓で解毒され、体の外へ排出されています。習慣的に多量にお酒を飲み続けることでアルコールの分解に肝臓が酷使され、脂肪の分解が追いつかなくなり脂肪肝になります。通常は無症状で、初期の段階なら禁酒により改善していきます。

アルコール性肝障害には5つの段階があります。第一の段階がアルコール性脂肪肝です。第二段階としてアルコール性肝炎、第三段階にアルコール性肝線維症、第四段階としてアルコール性肝硬変、そして第五段階でアルコール性肝がんへと進んでいきます。

アルコール代謝能力には個人差があり、診断基準の飲酒量に満たなくても肝障害をきたす場合があります。例えば肥満者では、1日平均純エタノール60g/日以上の過剰飲酒に満たなくても、アルコール性肝障害を発症するケースがあります。純エタノール60gとは、およそビール中瓶３本の飲酒量です。女性では、1日平均純エタノール40g／日程度でもアルコール性肝障害を起こし得るとされていますので、くれぐれも飲み過ぎには注意が必要です。

アルコールを過剰に常飲している人の脂肪性肝炎は「ＡＳＨ」と診断され、ＮＡＳＨからは除外されます。目安として1日ビール中瓶1本以下なら、ＮＡＳＨとして診断されます。

アルコール性肝炎のケースでは、肝臓の腫れとともに右上腹部に痛みが出現し、黄疸も見られ、尿の色が紅茶色になります。

●非アルコール性脂肪性肝疾患（ＮＡＦＬＤ）の発症メカニズム

お酒が原因でない非アルコール性脂肪性肝疾患（ＮＡＦＬＤ）は、飽食の時代に増えてきた脂肪肝であり、肥満や糖尿病などのメタボ関連疾患が主たる原因となります。

もともと肝臓は腸で消化・吸収された栄養素を取り込んで分解したり新たな物質を合成したりして、全身に供給する役割を持っています。そしてその過程で、脂質や糖質から中性脂肪を作り、その一部をエネルギー源として肝細胞（倉庫）の中に貯めることができます。通常は、肝臓が作る中性脂肪の15％ぐらいが肝臓に回っているとされ、それ以外は、血液中に放出されたり、皮下脂肪や内臓脂肪に蓄えられたりします。

ところが食事でとったカロリーが消費カロリーを上回ると、肝臓で中性脂肪がたくさん作られ過ぎてしまい、皮下脂肪や内臓脂肪といった場所に脂肪がたまっていきます。肝臓の中にも、異所性脂肪として蓄積していきます。やがて脂肪たっぷりの脂肪肝になるという仕組みです。血液中の中性脂肪が多い状態が続けば、動脈硬化の発症リスクも高まります。つまり脂肪肝は、メタボや生活習慣病を合併しやすいのです。

ただ脂肪のたまりやすさにも個人差があり、肥満であるかどうかや遺伝要因も関係します（58ページ参照）。

腹腔鏡で肝臓の画像を見ると、健康な肝臓は褐色をしています。一方で脂肪肝になった肝臓はあん肝のような乳白色をしています。

これは余談ですが、脂肪肝になった肝臓は、非常にもろいのが特徴です。肝臓の外科手術をする際、脂肪肝は電気メスで出血しやすく、健康な肝臓に比べると手術がしにくいといえます。手術をする際に合併症のリスクが高くなるため、やはり脂肪は溜め過ぎないほうがいいのです。

　一方で非アルコール性脂肪性肝炎（ＮＡＳＨ）では症状があまりはっきりせず、あっても倦怠感程度なので発見が遅れがちです。非アルコール性脂肪性肝疾患（ＮＡＦＬＤ）は、超音波検査やＣＴ検査などの画像検査で脂肪肝の所見があって、他の肝臓の病気がないことを確認すれば診断することができます。それが単純性脂肪肝（ＮＡＦＬ）なのか、予後の悪いタイプのＮＡＳＨなのかは、肝臓の組織を調べる肝生検をしないと確実に診断することができません。

　そのためＮＡＳＨは、診断時には２〜28％がすでに肝硬変に進行して手遅れとなってしまっている、大変怖い病気といえます。ＮＡＳＨが肝硬変に進行して初めて黄疸や足のむくみ、腹水によるお腹の張りなどが現れることがあります。

　自覚症状はほとんどなかったのに、検査を受けてみたら肝硬変だと言われるショックは計り知れません。「お酒も飲まなかったのに、なぜ私が肝硬変になるのですか……」と、最初のうちは受け止めきれない人が多くいます。ＮＡＳＨの有病率は３〜５％と数字を見ただけではさほど多くないように感じます。ですが本人がまったく気づいていないうちに肝臓が線維化し肝硬変へと至るという点では、油断できない病気です。

アルコール性脂肪肝でも単純性脂肪肝でも対策としては、分かった段階で食事や運動療法を行うことが重要です。肝臓病は、原因はなんであれ肝炎↓肝硬変↓肝がんへと進行していくことがあります。この進行を止めるためにも、ＮＡＳＨになる前の脂肪肝の段階での早期発見をし、適切な対策や治療へつなげていくことが理想です。[*7]

脂肪肝の分類

脂肪肝の病態を表す言葉にはさまざまなものがあります。脂肪肝があるというだけでは、肝臓の機能にそれほど影響はありません。ですが炎症を伴った脂肪性肝炎となると話が変わってきます。その辺りが、用語の意味を区別するポイントになります。

●ＮＡＦＬＤ（ナッフルディー）nonalcoholic fatty liver disease／非アルコール性脂肪性肝疾患

日常的にアルコール摂取がない、あるいは少ない人にみられる脂肪肝で、組織診断または画像診断によって脂肪肝と認められた病態を指します。具体的には肝細胞の5％以上の脂肪蓄積を認め、アルコールやウイルス、自己免疫、薬剤などが原因の脂肪肝は除きます。ＮＡＦＬＤには、単純な脂肪肝である「ＮＡＦＬ」と進行性の「ＮＡＳＨ」の両方が含まれます。

●ＮＡＦＬ（ナッフル） nonalcoholic fatty liver／単純性脂肪肝

肝細胞に脂肪が沈着しているだけで、炎症や線維化のない脂肪肝のことです。病態はほとんど進行しないと考えられていますが、一部はＮＡＳＨに移行するとの説もあります。

●ＮＡＳＨ（ナッシュ） nonalcoholic steatohepatitis／非アルコール性脂肪性肝炎

肝細胞の傷害や炎症を伴っており、肝硬変や肝がんを発症するリスクのある脂肪肝のことを指します。

［図表２］　脂肪肝の分類

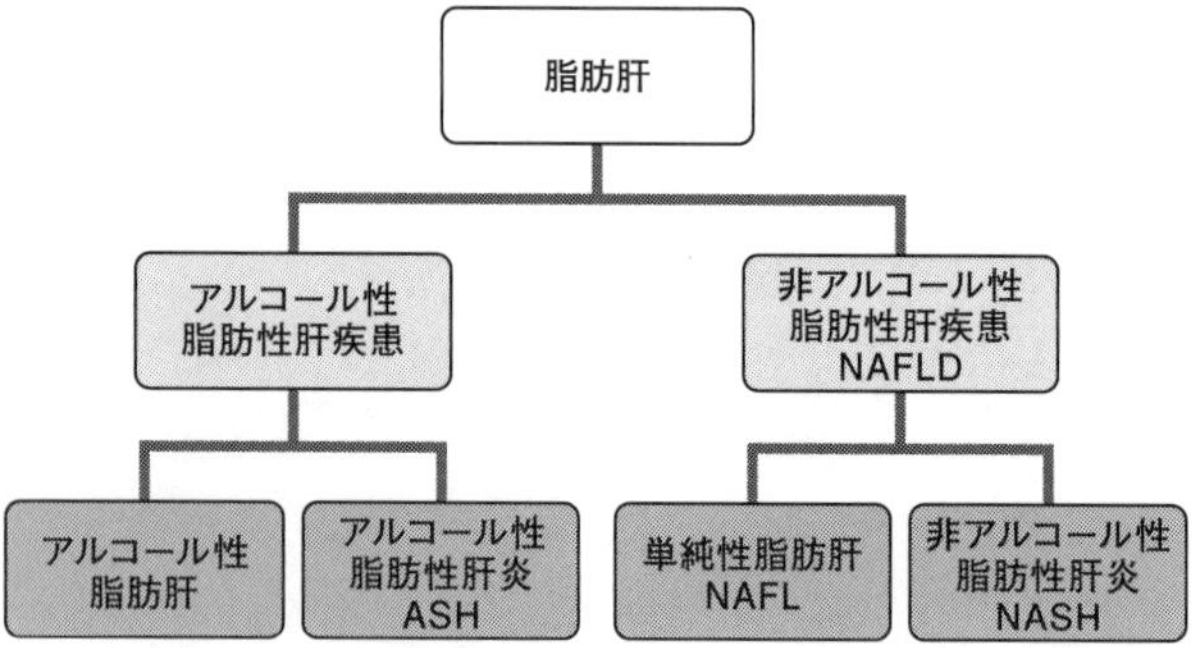

●ＡＳＨ（アッシュ）alcoholic steatohepatitis／
アルコール性脂肪性肝炎

飲酒が原因で脂肪肝となり、さらに大量飲酒を続けることで肝臓に炎症が起きている状態のことです。これを何年も放置すれば、やがて肝硬変や肝がんへと進行していきます。

ＡＳＨはアルコール性、ＮＡＦＬＤ（ＮＡＦＬとＮＡＳＨを含む）は非アルコール性の脂肪肝になります。非アルコール性の基準は、飲酒をしない、または男性の場合純アルコール換算で２１０g／日（純エタノール換算で30g／日、ビール中瓶１・５本程度）、女性の場合は純アルコール換算で１４０g／日（純エタノール換算で20g／日）が上限となります。

ちなみに、健康診断などの血液検査でＡＳＴ

（ＧＯＴ）やＡＬＴ（ＧＰＴ）の数値が正常よりも高かった人は、肝炎の状態であるといえます。さらに中性脂肪や、γ（ガンマ）-ＧＴＰ（ＡＳＴ、ＡＬＴは幹細胞、γ-ＧＴＰは胆管で作られる酵素。「トランスアミラーゼ」とも呼ばれ、アミノ酸の代謝に関わる働きをする）、コリンエステラーゼ（肝細胞のみで作られる酵素で神経伝達物質の一種を分解する働きをする）などの数値も高かった人は、ＡＳＨやＮＡＳＨの可能性がありますので、医療機関を受診して詳しい検査を受ける必要があります。

現代人に増えているＮＡＦＬＤ（ナッフルディー）とは

脂肪肝のうち近年に確実に増えてきているのが、非アルコール性脂肪性肝疾患「ＮＡＦＬＤ」です。現在分かっていることを挙げてみると、次のような特徴があります。

・国内の有病率は30％前後（人間ドック受診者を対象とした非肥満者も含む調査からの推計２００９～２０１０年）
・患者数は推計１０００～２０００万人

・国内の疾病原因と発症の関連を調べる観察的研究では、NAFLDの有病率は1994年の12・9％から2000年には34・7％に増加していることが分かった
・性別ごとの有病率では男性の41％、女性の17・7％がNAFLD
・小児での有病率は4～10％
・年齢別では、男性は30代頃から増え始め40～50代でピークとなってそれ以降少しずつ減っていく。女性は25～44歳までは極めて少なく、50歳を過ぎると増加していく
・肥満の度合いが高いほど有病率は上昇
・生活習慣病を発症している人が多い
・自覚症状はほとんどなく、体に兆候も現れてこない
・NAFLDから肝線維化へ進む割合は2・7％
・全世界で見ると、NAFLDの推定有病率は2000～2005年で20・13％だったのが、2011～2015年では26・8％と増加傾向にある
・肥満でない人のNAFLDは、世界的に見てアジアでの有病率が高い

［図表３］ NAFLDの性・年齢別頻度

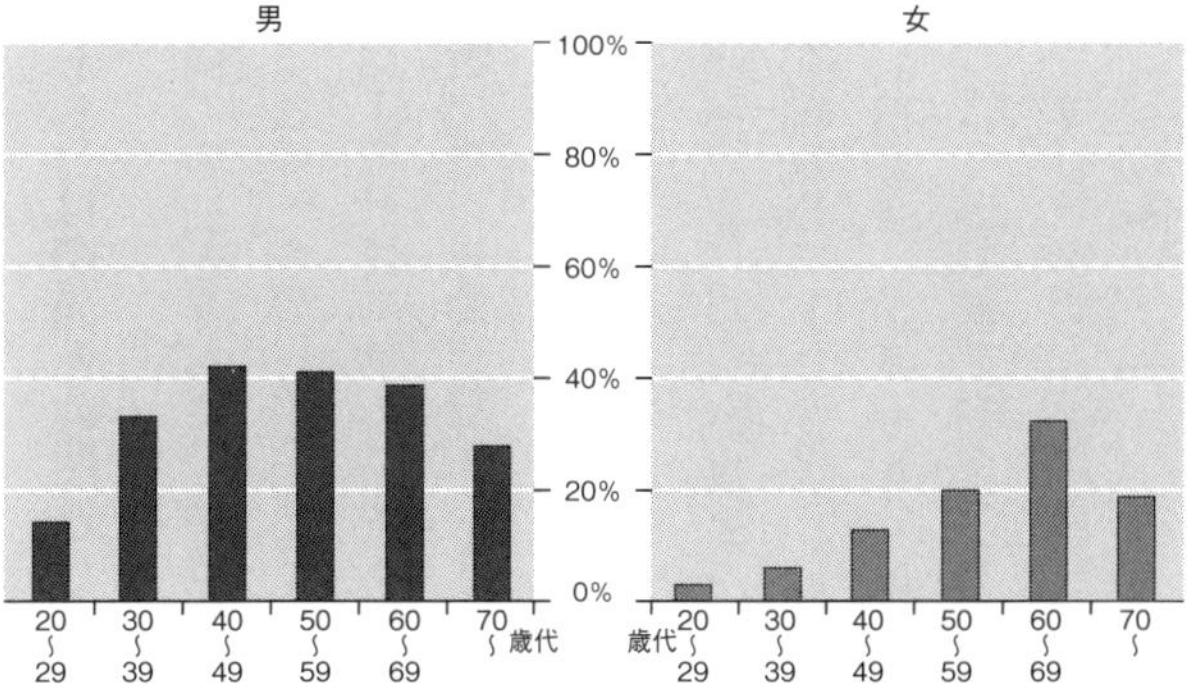

Eguchi Y, et al. J Gastroenterol 2012より引用

以上からＮＡＦＬＤは、女性よりも男性のほうが発症しやすく、中年男性や肥満の人で有病率が高く、女性では50歳以上になると増える傾向にあります。また生活習慣病がある人は脂肪肝を合併している場合が多いことが分かります。

ＮＡＦＬＤにかかった人の割合の報告にバラつきがあるのは、脂肪肝自体の研究の歴史が比較的浅いことや、診断方法が確定しておらず確定診断が難しいといった事情からです。実態把握にはもう少し時間がかかると思われます。

ですがこうした年齢・性差などの特徴を知っておくことで、脂肪肝を特に警戒すべき時期が見えてくることは間違いありません。

ＮＡＦＬＤは肥満との関連が強い

肥満の増加とともに、脂肪肝も増えています。自分のＢＭＩ（Body Mass Index）を知ることは一つの目安になります。

ＢＭＩの計算式は、ＢＭＩ＝体重kg÷身長mの2乗です。

最近では、自動で算出してくれる体重計や、スマホやパソコンにデータを送りグラフ化して推移を簡単にチェックできるものもあります。

日本肥満学会が定めた基準では、ＢＭＩ18・5未満が「低体重（やせ）」、18・5以上25未満が「普通体重」、25以上が「肥満」となります。

日本人のＢＭＩとＮＡＦＬＤ有病率との関連を調べた研究があります。それによると、ＢＭＩ23未満の非肥満者で有病率は10・5％であり、ＢＭＩ23～25未満では37・9％、ＢＭＩ25～28未満では58・4％、ＢＭＩ28～30未満では84・2％、ＢＭＩ30以上の高度肥満者では有病率89・1％となっています。このようにＢＭＩが上昇していくと、高確率で脂肪肝になるといえます。

また厚生労働省「令和元年国民健康・栄養調査結果の概要」によると、20歳以上の肥満（ＢＭＩ25以上の人）の割合は男性約3割、女性は約2割です。これを年代別に見ると男性では40歳代が39・7％と最も高く、次いで50歳代が39・2％となっています。女性は高年齢層で肥満者の割合が高くなり、60歳代で28・1％と最も高くなっています。

この傾向は、ＮＡＦＬＤになりやすい性別・年代とも重なってくるのです。

またメタボリック症候群を合併すると、そうでない人に比べてＮＡＦＬＤになる確率が男性で4倍、女性で11・2倍も増加するという報告があります。

メタボリック症候群の診断基準は、ウエスト周りの腹囲が男性85cm以上、女性90cm以上を必須条件として、脂質異常・高血糖・高血圧のうち2つ以上を合併した状態に該当することです。特にウエスト周囲径の増大は、脂肪肝の強いリスク因子であると考えられています。最近、お腹周りにお肉がたっぷりとついてきた、という人は要注意です。＊8）＊9）

女性の体と脂肪肝の関係～なぜ性差があるのか～

男性は30代ぐらいから脂肪肝が増えるのに対し、女性では50歳以降から増え始め60代で脂肪肝の有病率がピークになります。

なぜ女性は、年を取ってから脂肪肝になる人が増えるのでしょうか。それには女性ホルモンのエストロゲンが深く関わっています。

エストロゲンは、女性の〝お守り〟といわれるほど女性の健康に関わっているホルモンです。例えば、生殖器官を発育・維持する働きや妊娠に関わる働き、また乳房の発達、皮膚、髪などをしなやかに保ち女性らしさを作る働き、さらに骨や筋肉の形成を促す、脳の機能を向上させ、自律神経を安定させる、脂質代謝にも関係しています。

エストロゲンは、思春期に分泌が始まり、30歳頃にはピークに達し、それ以降は少しずつ減少していきます。そして閉経を迎えると、卵巣からのエストロゲン分泌が停止します。日本女性の平均的な閉経年齢は、50～51歳といわれています。

閉経前の女性は、エストロゲンの作用で内臓脂肪や異所性脂肪よりもまず皮下脂肪のほうが付きやすい傾向にあります。

ちなみに内臓脂肪は、高カロリー食や高脂肪食、過食により比較的簡単にたまりやすいのですが、運動やダイエットで落としやすいという特徴があります。それに対して、皮下脂肪はたまりにくいものの、いったんたまるとなかなか取れないという特徴があります。女性の体が皮下脂肪をためやすい仕組みになっているのは、出産・育児というライフイベントがあるためだと考えられます。

しかし閉経後は状況が一変します。女性のお守りであるエストロゲンが低下することで、脂質代謝に変化が生じてくるのです。多くの人では総コレステロール・中性脂肪、ＬＤＬコレステロールが増加し、ＨＤＬコレステロールが減少してきます。

また閉経後に女性ホルモンが大きく減少することで、女性の体では相対的に女性ホルモンよりも男性ホルモンの値が上がっていきます。男性ホルモンは、皮下脂肪より内臓脂肪を溜めやすい働きがあります。こうした理由から、閉経後の女性は、加齢に伴う基礎代謝の低下と相まって内臓脂肪が付きやすくなり脂肪肝にもなりやすくなっていくと考えられます。

一方で男性は、男性ホルモンの代表で男性らしい骨格、体型を構成するテストステロンの働きにより、女性に比べてもともと内臓脂肪が付きやすくなっています。

女性は、男性より10～20年くらい遅れてメタボや脂肪肝の要注意世代になっていきます。脂肪肝のなりやすさや脂肪肝になる年代に性差があることには、以上のような背景があったのです。

長寿社会に生きる現代女性は、閉経から30年以上も生きていくことになります。脂肪肝対策のためにも、エストロゲンが減少していく更年期以降は、体重の増量に気を付けることが大切になります。

脂肪肝になると肥満体質になる⁉

脂肪組織は生きていくためにある程度は必要なものですが、過剰に体内に蓄積することで体の中でいろいろな悪影響が出てきます。悪影響の一つとして太りやすくなるということがあります。キーワードは「インスリン抵抗性」です。

インスリン抵抗性とは、簡単にいうと全身でインスリンの効き具合が鈍くなる状態のことです。インスリン抵抗性はメタボの人でも起こり得ますが、脂肪肝でも起こります。肥大化した脂肪細胞が、悪玉のアディポサイトカイン（またはアディポカイン、79ページ参照）という物質を血液中に分泌させることで、インスリン抵抗性が生じます。ちなみに過剰なストレスや生活リズムの乱れも、インスリン抵抗性の原因になります。

健康な人の体では食事をして炭水化物のブドウ糖が吸収されると、膵臓からインスリンというホルモンが分泌され、肝臓に運ばれた糖の量を減らしたり、血液中の糖を肝臓に取り込んだりして、血液中の糖の量（血糖値）が適切になるようにコントロールしています。

しかしインスリンの効きが悪くなると、肝臓内の糖の量が増えて中性脂肪がより多く作られるようになり、血糖値が上昇します。

下がらない血糖値を下げようと、体はより多くのインスリンを必要とするようになり、高インスリン血症という状態になっていきます。インスリンには脂肪を合成する酵素を活性化する作用があるため、インスリンがたくさん分泌されるということは、それだけ脂肪が合成されやすいということになります。

つまり脂肪肝があるとインスリン抵抗性が進行してしまう→肥満体質になる→さらに脂肪肝が進む、という悪循環に陥ってしまうことになります。この負の連鎖から脱出するには、やはり食生活の改善をし活動的に過ごし肥満の解消に努めること、規則正しい生活や十分な睡眠をとることが重要になってきます。

とはいえ生活習慣は急に変えられるものではありません。日常的に過食や運動不足にならないようにし、体重増や脂肪肝に気を付けるということが、何よりも大切なことです。

なお本人がいくら努力しても遺伝的に太りやすい体質の人がいるのも事実です。そうしたケースは、医療の力で治療する方法もあります。ダイエットがうまくいかない場合には、かかりつけ医に相談してみるのも一つの方法です。

脂肪肝は内臓脂肪より怖い!?

肥満でない人のNAFLDは、世界的に見てアジアでの有病率が高くなっています。事実、日本人の場合には正常体重でも肝脂肪の蓄積が見られる人がいます。肥満でない人(BMI 25kg/m²未満)のNAFLD有病率は18・4%という報告があります。

同じ生活をしていても太りやすい人とそうでない人がいるように、肝臓への脂肪のたまりやすさも体質によって変わってきます。最近の研究では、脂肪肝になりやすい遺伝的素因として「PNPLA3」などの遺伝子の型が関係していることがわかってきました。この遺伝子型を持つ人が比較的多いアジア人では、肥満でなくとも脂肪肝になる割合が多くなっています。

ここで順天堂大学大学院医学研究科　代謝内分泌内科学・スポートロジーセンターが行った研究を取り上げます。

アジア人のなかには非肥満者でも生活習慣病になる人が多く存在します。なぜならアジア人は皮下脂肪に脂肪を十分に貯蔵できず、そのため脂肪細胞がすぐに容量オーバーとなってしまうのです。そして、遊離脂肪酸（中性脂肪が分解されてできる）として血液にあふれ出す「リピッドスピルオーバー」が起こり、内臓脂肪とともに肝臓や筋肉などの本来溜まるはずのない場所の異所性脂肪が溜まりやすいといわれています。

そして異所性脂肪がたまると、脂肪細胞自体が毒性をもつようになり、血糖値を低下させるインスリンが効きにくくなる「インスリン抵抗性」が生じます。

これまで生活習慣病の背景には、内臓脂肪の蓄積があるといわれてきました。しかし非肥満の日本人男性では、内臓脂肪蓄積よりも脂肪肝のほうがより強くインスリン抵抗性を生じさせやすいことが明らかとなりました。

「太ってもいないし、内臓脂肪の蓄積を指摘されたことはない、でも脂肪肝がある」という場合には要注意ということになります。

　単純性脂肪肝（ＮＡＦＬ）なら、生活習慣の改善で健康な状態に戻るので大きな問題にはなりません。しかしどのような場合にＮＡＦＬのままでとどまり、どのような場合にＮＡＳＨに進行していくのかについては、まだはっきりとは解明されていません。誰であっても、ＮＡＦＬＤを警戒しておくに越したことはないといえるでしょう。＊9）

ＮＡＦＬＤは深刻な病を招く

　ＮＡＦＬＤと関連が高いものとして、肥満、Ⅱ型糖尿病、脂質異常症などのメタボリック症候群に含まれる各疾患があります。最近では、脂肪肝を放置すると肝硬変や肝がんといった深刻な肝臓病だけでなく、全身のさまざまな病気につながることも分かってきました。

　例えばＮＡＦＬＤでは心・血管疾患（心筋梗塞や脳梗塞など）を発症する頻度が高いとされています。ＮＡＦＬＤになると、心・血管疾患の原疾患となる高血圧症、脂質異常症、糖尿病を合併症として発生する頻度が30～50％と高い確率で増えていくと考えられています。

日本人の死因の1位は、悪性新生物（がん）です。ＮＡＦＬＤやＮＡＳＨ患者で肝がん以外のがんでは、男性で大腸がん、女性で乳がんの発生頻度が増加するという報告や、大腸腺腫（大腸ポリープ）が１・５〜１・７倍に増加するという報告があります。

　大腸がんや乳がんは、もともと高脂肪食を食べる肥満者に多いという欧米の統計があります。内臓脂肪が関与していると想定されていますが、詳しいメカニズムはまだ分かっていません。

　とはいえ肥満はがんにとってよくないことが分かっています。

　英国人５２４万人を対象にした追跡調査によると、22種類のがんのうち特に大腸がん、肝がん、胆嚢がん、膵臓がん、子宮がん、腎臓がんなど17種類のがんは肥満の影響を受けやすいという結果になりました。[*10)]

　脂肪肝だからといって発がん率が高いということではありませんが、がんにならないためには肥満や脂肪肝への対処が重要だといえます。

脂肪肝はアルツハイマーのハイリスク

長寿社会が進むにつれて、認知症患者が増えていることは広く知られています。実はＮＡＦＬＤがアルツハイマー型認知症発生のハイリスクとなることも分かってきているのです。

認知症の多くを占めるアルツハイマー型認知症では、脳内で作られるタンパク質の一種であるアミロイドβが蓄積することが原因の一つといわれてきました。

アミロイドβとは、老人斑（加齢に伴い神経毒性の強いタンパクが脳内に異常に凝集し沈着するしみ）の大部分を構成するたんぱく質の一種ですが、実は健康な人の脳にも存在します。健康な人の脳では通常は脳のゴミとして短期間で分解排出されます。

アルツハイマー型認知症になるまでに、症状が現れる25年ほど前からアミロイドβがたまり始めるといわれています。

一方インスリン抵抗性は、脳におけるアミロイドβの蓄積と相関関係があることが分かっています。脂肪肝やⅡ型糖尿病発症の原因として、インスリン抵抗性が関与しています。ちなみにＮＡＦＬＤがあると、Ⅱ型糖尿病を合併する率は47・3％にのぼります。

インスリンは血糖値を下げます。インスリンが体内で役目を果たしたあとは、インスリン分解酵素という酵素の働きにより分解されます。このインスリン分解酵素は、アミロイドβを分解する働きももっているのです。

ところがインスリン抵抗性があることで血糖値がなかなか下がらなくなり、体はインスリンの量を増やします。するとインスリン分解酵素はインスリンの分解に忙しく、アミロイドβの分解にまで手が回りません。その結果、アミロイドβが蓄積していくと考えられています。

つまり脂肪肝を長期間放置することで、認知症の発症リスクが上昇することもあり得るのです。だからこそ早いうちから予防や対策に努め脂肪肝を放置しないことが大切です。

ＮＡＦＬＤ患者の治療方針としては、生活習慣の改善が第一となり、肥満者ではまず7％の体重減が勧められています。一方で肥満でなくても、20歳になった後に10kg以上の体重増加がある場合や、最近10年以内に5kg以上の体重増加がある場合にはＮＡＦＬＤになりやすいので、やはり体重減少が重要です。

［第3章］

脂肪肝はやがて肝炎に炎症が引き起こす疾病

慢性肝炎から始まる肝臓の線維化

脂肪肝の中には、肝臓の炎症が慢性的に起こるようになり、徐々に肝臓の線維化が進んでいくケースがあります。それが非アルコール性脂肪性肝炎「NASH（ナッシュ）」です。

非アルコール性脂肪性肝疾患「NAFLD（ナッフルディー）」の多くは、ほとんど進行しない単純性脂肪肝「NAFL（ナッフル）」です。しかしなかの10～20％は重症タイプのNASHを発症します。さらにNASHになると5～20％程度が肝硬変に、肝硬変に移行した人の15％が肝がんに移行すると見られています。

実はこの肝炎の状態である〝炎症〟というのがクセ者です。最近の研究では体内で起きている慢性炎症が、さまざまな病気を誘発し全身の老化にも関わっているという驚きの事実が明らかになってきました。

慢性炎症とはいわば小さな火種のようなものです。大火事のようにいきなり大惨事にはならないものの、じわじわと広がって全身に影響を及ぼし、やがてさまざまな疾患へとつながっていきます。慢性炎症は、アレルギー疾患、動脈硬化や糖尿病、アルツハイマー、がんなどのさまざまな疾病の原因であるとされており、脂肪性肝炎も慢性炎症の一種であるため、決して見逃せるものではありません。

病気になりたくなければ、できるだけ慢性炎症を抑える対策が必要です。

炎症は体を守る防御反応

胃炎、腸炎、肺炎、皮膚炎、関節炎……。「炎」という字は、臓器名や組織名にくっつくと、何やらよくない病態を表す意味になります。痛み、かゆみ、赤く腫れるなどの症状を連想する人もいるかもしれません。

すべてそのとおりで例えば、ハチに刺されるとその部分が赤く腫れて痛みや熱っぽさが出たりします。風邪をひくと喉が腫れて唾を飲み込むときにズキッと痛んだりします。これらは炎症の典型的な徴候で、「熱感・発赤・腫れ・痛み」は炎症の4徴候と呼ばれています。現在は本来の機能が低下するという意味の「機能障害」も加えられ、5徴候となっています。

本来ならば炎症は悪いものではありません。体が有害な刺激を受けたり、体の中に異物が侵入してきたりしたときに、自らを守るために起こる防御反応のことをいいます。人体には、自然免疫と獲得免疫という2段階の防御システムが備わっていますが、異物が侵入するとすぐさま反応して攻撃するのが自然免疫、炎症が治まらない場合に抗体という武器を使って敵を排除するのが獲得免疫といいます。これらが働くことで、外敵から身を守っているのです。

熱が出たり患部が腫れたりするのは、体の中で免疫細胞が戦っている証ともいえます。また炎症状態が回復していくときには、体内で死んでしまった細胞を取り除いて、新しい細胞に作り変える作業が行われます。これも生体恒常性（ホメオスタシスのこと、体の外部からの刺激や変化にかかわらず体内部の状態を一定に保とうとするしくみのこと）という体本来の働きです。このような過程で起きているのが炎症反応というものです。

ところが同じ炎症でも〝良い炎症〟と〝悪い炎症〟があります。体を守るために強力な免疫反応が必要である一方で、長期的に続く炎症となると深刻な問題を引き起こすことがあります。これを「慢性炎症」といいます。

良い炎症、悪い炎症

炎症にも色々ありますが、大きく分けると急性炎症、慢性炎症、そして加齢による炎症の3つがあります。このうち人の体に害を与えてしまうことから、近年要注意とされているのが慢性炎症と加齢による炎症です。

急性炎症は短期間に収束する炎症のことで、ケガをした時や風邪など数日間で治る一過性の炎症がこれに当たります。通常は炎症反応のピークを過ぎると、傷ついた細胞は健康な状態に戻っていきます。熱が出たりするのは不快な症状かもしれませんが、感染や病気から体を守るという意味では必要な反応です。

対して慢性炎症は、低レベルの炎症が何年にもわたり続いている状態のことを指します。炎症が収束しないために、常に細胞間で炎症を収束させようとやりとりが続きます。火事でいえばボヤのような、小さな火種が燃え続けているイメージです。

慢性炎症を伴う病気にはさまざまなものがあります。ウイルスが肝臓の中に居続けるB型・C型肝炎や、歯周ポケットに細菌が居続ける歯周病、過剰な免疫反応が続くことで起こるアレルギー性鼻炎やアトピー性皮膚炎や喘息、関節リウマチなどの自己免疫疾患も含まれます。

ここで忘れてはならないのが炎症が起きた部分は、一度は傷ついた状態になるということです。同じ場所で炎症が何度も繰り返されると傷の修復が追いつかなくなり、細胞や組織が傷んで劣化していきます。この積み重ねが、細胞や組織の機能低下を招き、さまざまな全身疾患へとつながってしまうと考えられています。

もう一つの「加齢炎症」は、細胞が老化することによって起こる炎症です。老化した細胞は普通の細胞のように死なずにそのまま体の中に存在し続けます。そして周囲に炎症性の物質（医学用語では、細胞から分泌される低分子のタンパク質で生理活性物質の総称であるサイトカインや、サイトカインの一群であるケモカインといった炎症性サイトカインという）を多く分泌し続けます。これも、さまざまな疾患へとつながっていく原因となります。

これらの炎症性の物質は、一つの細胞が老化すると、周りの細胞も同調して周囲に広がっていくという特徴があり、この現象は、細胞老化関連分泌現象（ＳＡＳＰ）とも呼ばれています。こうしたメカニズムが明らかになるにつれ、慢性炎症を軽視することが恐ろしいということが知られるようになってきたのです。

慢性炎症や加齢炎症は、徐々にゆっくりと起きてくるため自覚症状がありません。気づきにくいから放置されてしまう、非常に厄介なものです。

老化と炎症は切っても切れない関係

慢性炎症は、多くの人が大なり小なり抱えているといっていいでしょう。なぜなら慢性炎症は加齢に伴って起きやすくなるものだからです。

その理由はいくつかあります。

●死んだ細胞が増える

死んだ細胞は体にとって異物となるため、通常は免疫細胞のマクロファージ（白血球の一つ）が食べて処理してくれています。しかし加齢に伴って免疫力が低下してくると、死んだ細胞の食べ残しが増えていきます。すると免疫細胞にとってそれが刺激となり、慢性的に炎症が続くことになります。

●細胞の老化

老化した細胞は処理されず、そのまま体内に残りやすくなります。すると炎症シグナルが分泌され続けるという状況になります。結果として、周囲の組織に炎症が広がり発がんを促すような環境が作られてしまいます。

●中性脂肪の増加やホルモンの変化

肥満は全身の組織に炎症を誘導することが分かっています。食べ過ぎや運動不足などによって、消費されなかったエネルギー（中性脂肪）が増えていくと、皮下脂肪や内臓脂肪、異所性脂肪（肝臓、筋肉、骨髄など）に脂肪がたまっていくのです。その過程で炎症が起こることになります。なかでも内臓脂肪は、慢性炎症を活発にする厄介な脂肪です。

年齢に伴う代謝やホルモンの変化も、炎症を促進する可能性があります。特に女性は閉経後エストロゲンの分泌が激減する影響から、ケモカインというサイトカイン物質が分泌されるようになり、低レベルの炎症状態が誘導されるといわれています。また閉経後は、女性ホルモンの作用が弱まることから中性脂肪の値が増加します。つまり肥満になりやすい体質となり、かつ慢性炎症が誘導されやすくなります。

さらに老化により慢性炎症が起きると、老化が加速し慢性炎症も増大するという負の連鎖が起きてくるようになります。体をじわりじわりと蝕む慢性炎症を、抑える方法はあるのか、またどれだけ抑えることができるのか。この問題は、長寿社会に生きる私たちすべてに関わる課題といえるかもしれません。[*11][*12]

慢性炎症は全身に飛び火する

慢性炎症が体のどこかで起きていると、他の臓器にも影響することが分かっています。歯周病を例にすると分かりやすいと思います。歯周病は、歯周組織（歯の機能を支持する周囲の組織のことをいう）における歯周病菌の感染で発生する慢性炎症で、重症化すると歯がグラグラしてきて抜けてしまう病気です。

歯周病が進行すると歯周病菌が歯肉の上皮を破って血管に入り込み、全身を巡り始めます。本来なら無菌状態である血管が、歯周病菌によって汚染されてしまうのです。この状態は、医学用語で「菌血症」と呼ばれます。歯磨きで出血する人は菌血症を引き起こすと考えられます。

ただし通常は、細菌が入り込んでも、免疫細胞に捕まって速やかに排除されるので大事には至りません。しかし加齢とともに免疫機能が弱くなってくることで体の防御メカニズムがうまく機能しなくなり、細菌を十分排除できなくなる恐れがあります。

また歯周病はそのままでは自然に治ったりしないものなので、口の中を清潔にしておかないと初期段階である歯肉炎となり、その後も歯周病へと進行していきます。大量の炎症性物質が分泌され続けている状態です。歯周病が悪化した歯や歯茎では、歯周病菌が出す毒素によって炎症性物質（炎症性サイトカイン）が作られ、歯周病菌と炎症性物質の両方が、食事の際にものを噛むだけでも血管へと入り込むようになります。そのような状態になると血管壁が傷つけられ、動脈硬化の発症につながることが分かってきました。

菌血症（血流中に細菌が存在しているという状態である）は、血管の老化を進める要因の一つとなるだけでなく、動脈硬化から狭心症や心筋梗塞を引き起こすこともあります。そのほか糖尿病を悪化させ、脳梗塞や誤嚥性肺炎、リウマチ、がんなどの病気とも関連があることが指摘されています。

歯だけの問題だと思っていた歯周病が、じわりじわりと全身に広がって、あちこちで新たな疾患につながってしまうことが慢性炎症の恐ろしさです。

歯周病とNASHの深い関係

歯周病は、20歳以上の約8割がかかっているといわれるほど有病率の高い慢性疾患です。10年ほど前に、この歯周病がNASHの発症に関与しているとの報告が出ています。

この研究では、NASHの患者の口腔内の唾液を調べたところ歯周病菌のなかでも悪玉菌であるジンジバリス菌の保菌率が高く、5割にも及ぶことが分かりました。さらに興味深いのは、悪玉菌が見つかったNASH患者らに歯周病治療をしてもらったところ、肝機能検査の数値であるALTとASTが改善したそうです。歯周病治療により炎症が治まり同時にNASH進行の原因も取り除かれたと考えられます。

つまり歯周病菌が血液中に入り込み、それが肝臓にまで到達することで再び炎症が起こり、その刺激が元になって、NASHの病状が進んでいくと考えられています。

歯周病は国民病といわれるほど有病率の高い慢性疾患ですが、定期的に歯科医院などで治療や経過観察を続けることで予防することができます。

肝炎の種類と病気の特徴

肝炎とは、何らかの原因により肝臓に炎症が生じている状態です。肝炎を起こす原因には次のようなものが挙げられます。

・ウイルスが原因で起こるウイルス性肝炎
・薬剤や毒物、化学物質などによる薬剤性肝炎
・過剰飲酒によるアルコール性脂肪性肝炎(ASH／アッシュ)
・免疫細胞が自分自身を攻撃してしまう自己免疫性肝炎
・脂肪肝の一部に起こる非アルコール性脂肪性肝炎(NASH／ナッシュ)

このうち肝炎の原因として最も多いのは、ウイルス性肝炎です。肝炎ウイルスには、主にA・B・C・D・E型の5種がありますが、日本ではA・B・Cが肝炎のほとんどを占

めます。最近は、ジビエ肉を食べる人がいるため、少数ですが生肉が主な感染源のE型もみられます。

感染経路は、A型は経口感染が主で、また性的接触が多いともいわれており、B・C型は血液や体液を介した感染です。ウイルス性肝炎は国内最大級の感染症で、感染者はおよそ300万人以上、日本人の40人に1人と推計されています。

深刻な肝臓病へと進む原因疾患としては、B型・C型肝炎が知られています。がんによる死因でも肝がんは上位にきています。その肝がんの原因の約70～80％をC型の肝炎ウイルス、15～20％をB型肝炎ウイルスが占めています。

予防については、A・B型には一般的にワクチン接種が有効です。C・E型にはワクチンはありませんので、感染経路を避けるようにするしかありません。

肝炎ウイルス自体には細胞を損なう性質はほとんどなく、免疫反応によって細胞自体が破壊され肝炎が発症します。ウイルス性肝炎のなかで慢性化しやすいとされているのは、B・C型ウイルスによる感染です。

また肝炎は、急性肝炎、劇症肝炎、慢性肝炎に分けられます。急性肝炎とは、短期的に肝臓に炎症が起こる疾患で、原因にはウイルス性、自己免疫性、薬物性などがありますが、多くは自然治癒します。しかし一部は重症化し、劇症肝炎（急性肝不全）と呼ばれる重篤な病態に移行します。

一方で肝炎の状態が6カ月続いていると慢性肝炎と診断されます。

B・C型肝炎から慢性肝炎になると、長期間にわたり軽度の肝障害が続くことになり、徐々に肝細胞が線維化し、肝硬変や肝がんのリスクが高くなっていきます。

ただ最近では、内視鏡検査の前や献血の前に血液検査をしてウイルスの有無を調べるようになってきたのでウイルス性肝炎は比較的早くに見つかることが多くなっていますし、治療技術も進んできています。

内臓脂肪型肥満で慢性炎症が加速する

肥満がメタボリック症候群をはじめ、さまざまな病気の原因になることは改めて言うまでもないことですが、その背景には肥大化した脂肪細胞から分泌される〝炎症性物質〟の存在があります。これは脂肪肝にも大きく関係してきます。

脂肪とは本来、臓器を保護し寒さから身を守りエネルギーの貯蔵庫となる重要な役目を担っています。それに加えて最近では脂肪細胞がさまざまな伝達物質を出していることが分かってきました。

脂肪が分泌する伝達物質を、アディポサイトカインと呼びます。通常の脂肪細胞からは、体にとって良い働きをする善玉のアディポサイトカインである、アディポネクチンという物質が分泌されます。これは体内で炎症を起きにくくしたり、インスリンの効きを良くする物質です。長寿の人はこの値が高いことも判明しています。インスリンの効きが良いということは血糖値のコントロールができているということになりますから、糖尿病や動脈硬化になりにくいともいえます。

しかし肥満が進むと、中性脂肪が脂肪滴という脂の塊になって脂肪細胞に蓄えられ、脂肪細胞は肥大化してパンパンに膨れ上がります。こうなると脂肪細胞自体が機能不全に陥り、アディポサイトカインの分泌異常が起こります。その結果、善玉のアディポネクチンの分泌が減ります。そして変わって悪玉の炎症性アディポサイトカインの分泌が増える事態となってしまうのです。

炎症を引き起こす人のアディポサイトカインには、「TNF‐α」「インターロイキン‐6」「レジスチン」といった物質があり、これらが分泌されるとインスリン抵抗性が起こります。血糖値のコントロールがうまくいかなくなり、脂肪の蓄積がさらに進むということになります。こうして肝臓への脂肪蓄積が促進されていき、脂肪肝となっていきます。

また脂肪細胞は全身に散らばっているため、肥満者では全身の至る所で慢性炎症が常に起きている状態となります。

肥満（内臓脂肪の蓄積）という火種から、やがて高血圧や食後高血糖（食後に上がった血糖値が正常値に戻らない状態）、脂質異常症などが起こります。ついで糖尿病や動脈硬化など、さらに虚血性心疾患（狭心症や心筋梗塞など心臓に十分に血が行きわたっていないがために起こる病態）や脳血管障害となり、最終的には心不全や脳卒中、腎不全などの重大な病気が引き起こされることになります。これが、メタボリックの連鎖、メタボリックドミノと呼ばれる現象です。このドミノの中には、脂肪肝も含まれています。

内臓脂肪を適切に保ち、肥満や脂肪肝を解消することは大きな意味があるのです。

新型コロナ重症化の裏に慢性炎症あり

新型コロナウイルス感染症の重症化リスクの中には、高齢であることや基礎疾患があることが指摘されています。この基礎疾患の中には「肥満（ＢＭＩ30以上）」も含まれていました。肥満があると新型コロナ感染症が重症化しやすく、死亡するリスクが増加するとされています。

新型コロナウイルスに関連したニュース報道では、「サイトカインストーム（サイトカインの稲妻、暴走、免疫暴走）」という言葉が盛んに言われていました。サイトカインとは細胞から出るたんぱく質で、他の細胞に命令を伝達するための物質です。さまざまな種類がありますが、サイトカインが分泌されると、発熱や倦怠感、頭痛、凝固異常が起こります。それらは体を守るためであり、この反応は異常を知らせるためでもあります。

またサイトカインストームとは、ウイルス感染が刺激となり主に免疫系細胞からサイトカインという炎症物質が大量に放出される状態のことです。ウイルス感染の量が多くなることで、炎症物質量も多くなりサイトカインも大量に放出されます。この状態をサイトカインの暴走と表現しているのです。

免疫細胞は病原体など異物を認識すると、炎症性サイトカインを誘導することで炎症を促し、免疫反応を活発にします。一方で抗炎症性サイトカインという物質が分泌されることで炎症を抑える作用が働きます。しかしウイルス感染が大きくなると炎症を起こす作用と抑える作用のバランスが崩れてしまい、サイトカインによる影響が過剰になり、刺激を受けた免疫細胞が正常な細胞まで攻撃してしまう事態に陥ります。結果として全身状態の悪化や血栓形成につながり、感染症の重症化や自己免疫疾患がもたらされるという仕組みです。

肥満者の体の中では常に内臓脂肪に慢性炎症が生じており、それが新型コロナ感染時にはサイトカインが爆発的に増加することにつながると考えられています。さらに肥満は糖尿病や高血圧などの生活習慣病を合併していることも多く、免疫力も弱いのです。したがって肥満者は新型コロナに感染しやすく、重症化しやすくなっていると説明することができます。

ＮＡＳＨになるメカニズム

同様に肝臓に脂肪が溜まることで起こる脂肪肝も、進行してくると常時炎症を伴う非アルコール性脂肪性肝炎（ＮＡＳＨ）と呼ばれる状態になります。

ＮＡＦＬは純粋に肝臓が脂肪たっぷりになった状態、またはそれに炎症細胞の浸潤（炎症細胞が病巣に向かって集中的に移動すること）のみを認める状態をいいます。それが、ＮＡＳＨに進展していくと、風船状に中性脂肪が肥大化し肝機能を障害する病気（ballooning）や肝細胞の線維化というものが起きます。

単純な脂肪肝からＮＡＳＨへ進展してしまう原因としてこれまで定説とされてきたのは「Two-hit theory」というものです。

まず1st hitでは、生活習慣病や食べ過ぎ・運動不足などから肝細胞に脂肪が沈着して脂肪肝を発症します。次の2nd hitでは、肥満が進行して内臓脂肪から炎症性サイトカインが分泌され、脂肪細胞が酸化ストレスやインスリン抵抗性などの2次的なストレスを受けることで、炎症・線維化をきたし肝細胞が傷害されてＮＡＳＨに至ると考えられています。

脂肪肝になると、過剰な栄養素を分解してエネルギーに変えるときに、活性酸素などの有害な物質が多くでき、消去する抗酸化防御機構とのバランスが崩れる〝酸化ストレス〟という状態を引き起こします。この酸化によっても肝臓の細胞は傷ついてしまいます。

最近の研究では、Two-hit theory に加えて、その人の遺伝的体質や免疫系の反応、他の臓器から放出されるサイトカインなど、多様な因子が肝臓の炎症や傷害をもたらすとする理論も出されています。例えば腸内環境のバランスの崩れや「腸から吸収された物質が肝臓に流れ込む際に、腸内細菌が作るわずかな毒素が肝臓に入り込むことでＮＡＳＨを引き起こす」という説もあります。ただ動物実験レベルの報告も含まれており、どういった場合にＮＡＦＬがＮＡＳＨに変化するか、いまだ詳細は解明されていません。[*1)][*13)]

ＮＡＳＨに合併しやすい疾患としては、心・血管疾患、胃食道逆流症、大腸腺腫、慢性腎不全、肝外悪性腫瘍、肝硬変・肝がん、不眠・うつ病、骨粗鬆症、糖尿病、睡眠時無呼吸症候群など、非常に多くが挙げられます。[*14)]

慢性炎症はやがてこんな病気に進展する

ＮＡＳＨのほかにも慢性炎症が起きている疾患はたくさんあります。たとえば歯周病、動脈硬化、糖尿病、ウイルス性慢性肝炎、アトピー性皮膚炎やリウマチによる関節炎、気管支喘息にまで及びます。慢性炎症は感染によるものだけではなく、自己免疫や外傷によるものや肥満やメタボ、加齢が影響するものなどがあります。

ほとんどの生活習慣病は、慢性炎症の積み重ねといえます。一つの病気を火種として次々と連鎖反応を起こし病気を発生していくことは、慢性炎症の要因の複雑さを表しているように思えます。加齢とともに増加するがん、アルツハイマー型認知症、現代人に増えているアレルギーも慢性炎症がトリガーとなって起きている疾患です。

●がん

がん細胞とは、何らかの原因で正常な細胞になるはずの遺伝子が傷つき発生することと知られていますが、慢性炎症を起こしている組織でも遺伝子異常が引き起こされると考えられています。

具体的には、炎症を起こした組織では炎症性サイトカインと呼ばれる物質の一つ「ＴＮＦ-α」が放出されます。するとＴＮＦ-αによって活性化される増殖因子（細胞を増殖させる物質）が出てきて細胞分裂が促進されます。この細胞分裂→再生が繰り返されると、それだけ突然変異が生じやすくなり、一部ががん細胞へと変化してしまうとされているのです。

また慢性炎症でくすぶっている組織では、活性酸素が多く発生しています。活性酸素は、毒性の高い酸素のことで、異物を攻撃するなど大事な働きをする一方で、増え過ぎると健康な細胞まで傷つけてしまいます。そうして細胞内のＤＮＡが傷つくと細胞死が発生します。この過程でも、がん細胞が出現しやすくなると考えられています。

老化の主な原因といえば、酸化ストレスともう一つ、糖とタンパク質が結びつく過程の最終段階で生成する物質が強い毒性をもっていることで炎症反応を誘引する「糖化ストレス」が知られています。糖化ストレスも、炎症性サイトカインを活性化させてしまいます。

慢性炎症と関係するがんの組み合わせにはさまざまなものがあります。潰瘍性大腸炎と大腸がん、膀胱炎と膀胱がん、逆流性食道炎と食道がん、HPV（ヒトパピローマウイルス）感染と子宮頸がん、胃炎と胃がんなどです。

●アルツハイマー型認知症

アルツハイマー型認知症は、「アミロイドβが脳に蓄積してしまうことや、中枢神経系や末梢神経系の神経細胞、神経細胞を補佐する役割のグリア細胞に発現されるタンパク質でシグナル伝達の調整や細胞応答などの脳神経系で起こるさまざまな現象に関わっているタウたんぱく質がリン酸化することが主な原因」とするアミロイド仮説が広く支持されています。

しかしアミロイドβが蓄積していても、認知症にならない人もいます。そこで注目されているのが炎症です。アミロイドβやタウたんぱく質が異常な量蓄積することで、脳内に少しずつ炎症が起きてくる。その炎症が長年続くことが原因ではないかとする説です。

この脳炎症仮説のなかには「アルツハイマー型認知症の患者の脳では、ミクログリアという免疫担当細胞がものすごく増えている。そのミクログリアの細胞内にはアミロイドや前駆体タンパクのAPPという老人斑の元になる物質が見つかっている。だから、ミクログリアが炎症を起こしているのが原因なのではないか」とする説もあります。

また東京医科歯科大学の研究グループが行った実験では、マウスの脳に「タウたんぱく質」を注入します。すると炎症が起きて認知機能が悪化しますが、脳内で免疫の役割をしている細胞にタウたんぱく質が入り、別のたんぱく質（PQBP1）と結びつくことで炎症を引き起こすことを突き止めました。薬剤を使ってPQBP1が出ないようにしたマウスでは炎症反応が低下し、認知機能の低下も改善されたと報告しています。

あるいは日本の国立療養所の研究から、ある種の抗炎症薬を飲んでいると、アルツハイマー型認知症になりにくく、アルツハイマー型認知症の病理として知られる老人斑も少なくなることが発表されています。

その他ではアルツハイマー病患者の脳内から歯周病菌が検出され、脳炎症を引き起こすことも分かり、歯周病との関係も指摘されています。いまや認知症の克服は、世界的な課題でもあります。アルツハイマー病の研究では脳内の炎症反応をどう抑えるかということが盛んに調べられており、今後の研究の進展が望まれます。

●アレルギー疾患

アトピー性皮膚炎や喘息は、慢性炎症が原因のアレルギー疾患です。

人にはそもそも細菌やウイルスなど人体にとって危険な異物が体に侵入したときに、これを撃退する仕組みが備わっています。それが免疫反応です。この反応が過剰に出てしまい、逆に自分の体を傷害してしまう病態をアレルギーといいます。

アレルギー反応はⅠ型からⅣ型の四つの型に分けられますが、アトピー性皮膚炎や花粉症などはⅠ型（即時型）といいます。気管支などの粘膜や結合組織に存在する造血幹細胞由来の細胞である肥満細胞と、Ⅰ型アレルギー反応を引き起こす血液中にある抗体としての機能や構造をもつタンパク質であるIgE抗体が関係して、かゆみやくしゃみなどのアレルギー反応が起こります。IgE抗体は皮膚や粘膜の表面に広く存在し、アレルゲンと結合すると、肥満細胞からヒスタミンなどの物質が放出され、炎症が起こるという仕組みです。通常はアレルゲンがなくなるまでこの反応が続きます。重症になると、ナッツアレルギーや蕎麦アレルギーなど、アナフィラキシーショックを起こすものもあります。

気管支喘息では、好酸球やリンパ球、肥満細胞などの白血球と、気道を構成する細胞が関係して、さまざまなアレルゲンや環境変化に対し過敏に反応するようになります。

アレルギーの原因物質であるアレルゲンの種類は実に多彩で、その人の体質により症状が出たり出なかったりします。ただアレルギー疾患は、現在は治療で症状を軽減しながら付き合っていく病気になっていますから、症状がつらい場合には生活の質を維持するためにも医療機関にかかるということが大切です。

ちなみに本来は異物ではない自分の体を構成する細胞や成分に反応して生じるものは、自己免疫疾患といいます。代表的なものには関節リウマチ、潰瘍性大腸炎、またクローン病もそうではないかといわれています。

炎症を加速させる過ごし方とは

慢性炎症は、気づかないうちに老化やさまざまな病気を誘発する大変怖い現象です。これは老化しやすい人や病気にかかりやすい人の背景に、慢性炎症があるということを物語っています。

慢性炎症の原因には、体質や感染症のように避けられないものもあれば、生活習慣のように改善できるものもあります。

慢性炎症を加速させてしまう過ごし方とはどのようなものなのか、そして慢性炎症の影響をできるだけ小さくするにはどうしたらいいのか、ということを理解することでさまざまな病気を避けられるようになるのです。

食生活では、食べ過ぎが影響します。

具体的には、脂肪たっぷりの肉中心の食事、甘いもの・間食を欠かさない、揚げ物やファストフード、スナック菓子などのジャンクフードをついつい食べ過ぎてしまう、野菜をあまりとらないなど、メタボの原因となるような生活と共通します。仕事柄、お酒や食事会を伴った接待が多い人は、積もり積もれば脂肪肝につながります。

さらに食べ方でいえば、血糖値の急上昇を招くような食べ方は、インスリンが必要以上に分泌され脂肪肝になるリスクを高めます。暴飲暴食やよく噛まずに早食いをする、空腹時にご飯などの糖質主体の食べ物をかき込むように食べることなどは、極力避けるべきです。また極端に糖質を制限する、野菜しか食べないといったダイエットもインスリン抵抗性を招き、脂肪肝の原因となります。

生活面では、歩くのは好きではない、座っている時間が長いといった運動不足の解消が筆頭となります。またストレスが多い日々を過ごし、タバコを吸う、歯周病があるのに治療していない、いつも寝不足がちであるといった生活は脂肪肝への近道となり得ます。このような生活を続けることが体内のホルモン分泌や自律神経機能に影響を及ぼして過食の原因や免疫力の低下や炎症の原因にもなります。

やはり気を付けたいのがお酒の飲み過ぎです。飲酒を原因とするアルコール性脂肪肝の一部は「アルコール性脂肪性肝炎（ＡＳＨ）」へと進みます。アルコール摂取がやめられない病気に「アルコール依存症（アディクション）」があります。この場合には専門的な治療が必要になりますので、アルコール依存症の診療を行っている精神科などの医療機関を受診するのがベストです。または、かかりつけ医に相談するのが良いでしょう。

慢性炎症を回避するには結局、適度な運動とバランスのとれた食事、質の良い睡眠、ストレスが過剰でない生活を続けることであり、それはとても地道なものです。やはり毎日の積み重ねの上にあるものということがよく分かります。

［第4章］

脂肪肝の放置が命を脅かす 肝硬変、肝がんに至るメカニズム

慢性炎症を放置すると肝硬変、肝がんにつながる

脂肪肝から脂肪性肝炎を発症して進行することで肝細胞の線維化が生じ、長い年月をかけて肝臓がだんだん硬くなっていきます。さらにその状態を放置してしまうと10年後には約5～25％が肝硬変になり、肝硬変にまで進行するとなかには肝がんの発生がみられることがわかってきました。

肝臓が硬くなるほど、命に関わる状態になることは、紛れもない事実です。

体内で起きているさまざまな慢性炎症が、がんの原因になり得ます。慢性炎症がくすぶっている組織では活性酸素が多く発生します。活性酸素は増え過ぎると健康な細胞まで傷つけ、ダメージを受けた細胞ではがん細胞が出現しやすくなるのです。また肝臓の細胞は、通常ほとんど細胞分裂をしません。しかし肝炎により細胞が攻撃されて壊死が起こると、減った細胞を補うために細胞分裂が繰り返されます。細胞分裂では細胞の設計図であるＤＮＡを毎日数千億回コピーしています。この際にコピーミスを起こし、遺伝子の突然変異となることがあります。特定の遺伝子に突然変異が起こると、細胞が死ぬことがなく

なり止めどなく細胞分裂を繰り返します。これががん細胞です。細胞分裂が繰り返されるということはがんの発生のリスクが生じやすくなるということなのです。

医学の進歩により、国内のがん生存率は全体として少しずつ伸びてきてはいます。しかし、がんが依然として日本人の死因の第1位であり、怖い病気であることに変わりはありません。

部位別で見ると、肝がんは、胆のうがん、胆管がんなどと同様に5年生存率が低いがんです。これには肝臓病全体の特徴ともいえる〝症状のなさ〟が要因の一つとなっています。肝臓には炎症や肝硬変があっても、初期の頃に目立った自覚症状がほとんどありません。

一般的に肝がんというと「肝細胞がん」のことを指します。肝細胞がんは、肝臓の細胞ががん化して悪性腫瘍になったものです。一方で肝臓の中を通る胆管ががん化したものは「肝内胆管がん（胆管細胞がん）」と呼ばれ区別されます。

そもそも肝臓に発生する悪性腫瘍は、原発性肝がん（肝臓から発生したがん）と転移性肝がん（他臓器のがんが肝臓に転移したがん）に大別されます。原発性肝がんはさらに、肝細胞がんと肝内胆管がん、ほかに肝芽腫（患者は小児がほとんど）に分けられます。内訳は、肝細胞がんが約95％とほとんどを占めており、肝内胆管がんは、5％弱程度とまれながんです。

脂肪肝から進行した肝がんは肝細胞がんですので、以降は主に肝細胞がんのことになります。

肝線維化への過程で起きていること

肝臓の線維化は、なんらかの理由で肝臓が損傷を受けたときに、傷ついた細胞を修復して新しい細胞に置き換える過程で生じてきます。

一度の損傷くらいなら線維化は起きません。しかし慢性炎症のように長い期間炎症が持続し、細胞の破壊と再生が繰り返されると、自己修復がうまく機能しなくなり、次第に線維化した部分が増えていきます。線維質が蓄積し肝臓の中に壁ができていくイメージです。最終的には壁に囲まれた結節（しこり）がいくつもできてしまいます。これを肝線維化と呼び、肝線維化が進むと肝硬変になります。

肝硬変とは文字どおり、肝臓が硬く変化した状態です。健康な肝臓は、生の牛レバーのように鮮やかな褐色をしていて表面は滑らかです。ところが肝硬変になった肝臓では、表面に大小の結節が見られるようになります。最終的に肝臓全体がゴツゴツと硬くなっていき、大きさも小さくなっていきます。

硬くなった肝臓には、血液がスムーズに流れずにとどまってしまいます。血管内の浸透圧を維持し血管内の物質の運搬や保持をするアルブミンという重要なたんぱく質を作る能力が低下して、全身が低栄養状態に陥ります。またアルブミン量が低下すると血管の外に水分が漏れ出し、全身のむくみや胸水などの症状を引き起こします。そして血流が届かなくなれば、肝細胞自体にも影響が及びます。肝細胞が死滅し、肝線維化がさらに進行していくことになります。

肝硬変は、程度によって「代償性」と「非代償性」に分けられます。代償性とは肝硬変になっても正常な肝細胞や再生した肝細胞がまだ十分にあり、肝臓の機能がなんとか保たれている状態です。症状はあったとしても軽い全身倦怠感や食欲不振などの症状程度で、重篤な肝不全の症状は現れません。

［図表４］　主な肝機能障害の自覚症状と他覚症状

自覚症状	易疲労感、倦怠感、食欲不振、痩せ、出血傾向、鼻出血、皮下出血、下肢の浮腫、腹部膨満感、肝性脳症、皮膚色素沈着（顔がどす黒くなる肝斑の発生など）
他覚症状	クモ状血管腫、手掌紅斑、女性化乳房、脾腫、腹壁静脈怒張、硬い肝臓の触知、浮腫、腹水、羽ばたき振戦

非代償性肝硬変は、機能を果たせないレベルにまで悪化してしまった状態のことを指します。このレベルに至ると、むくみや腹水、黄疸、脾腫（脾臓が腫れて大きくなった状態）、高アンモニア血症（体内で生成されたアンモニアをうまく分解することができず、血液中にアンモニアが蓄積されてしまう病気）、意識障害を伴う肝性脳症、肝不全などさまざまな症状が現れ、連鎖的に全身状態が悪くなっていきます。

肝硬変になると起こりやすい３大合併症は、肝不全、静脈瘤（食道、胃の静脈に起こる異常な拡張のこと。破裂して吐血や下血などの症状を引き起こす）の破裂、肝がんです。

●肝不全

肝臓の機能が失われた状態です。肝臓の機能維持が困難となり意識障害、黄疸、腹水や消化管出血などが発生します。そして、多臓器不全から死に至る重篤な病態です。

●静脈瘤

肝硬変の人が吐血して亡くなったという話を、昔はよく聞いていました。腸から肝臓に向かう門脈という静脈の血圧が上昇する「門脈圧亢進症」が起こり、食道や胃の周りに静脈瘤という逃げ道が生じてきます。静脈瘤は破裂しやすいために食道や胃の静脈が裂けると、吐血や下血など大出血をきたします。出血の程度によっては、死に至ることもあります。

ただし今は肝不全や静脈瘤出血について予防的な治療が行われるようになり、死亡はずいぶん減ってきています。

●肝がん

肝がんの多くが、慢性肝炎・肝硬変を背景に発症します。特に多いのがC型肝炎でその対策が重要視されてきましたが、新しい治療薬の開発により肝炎ウイルスによる肝がんは減少傾向にあります。それに代わって肝がんの原因疾患として注目されてきたのが、脂肪性肝炎のNASHです。

脂肪肝の予後についてのデータもあります。単純性脂肪肝（NAFL）とNASHの両方を含むＮＡＦＬＤでは、診断から7～21年の間に5～8％の人が肝硬変を発症すると推定されています。一方でＮＡＳＨだけで見ると、診断から3～10年の間に30～50％の人で肝臓の線維化が進むことがわかっています。これらからもＮＡＳＨは、ＮＡＦＬよりも線維化の進展が速く、肝硬変に進みやすいことがわかります。

肝硬変が進んでいくと、肝機能障害や門脈圧亢進症状が出現します。

肝硬変から肝がんへの進行は、後戻りできない

硬くなってしまった肝臓の組織は、元の柔らかい組織には戻りません。

肝臓は沈黙の臓器といわれ、なかなか症状が出てくれません。じわじわと病気が進行し、気づいたときには手遅れになっていることが少なくありません。肝硬変とは、あらゆる慢性進行性肝疾患の行き着く先であり最終的には肝不全や肝がんに至ります。

ＮＡＳＨ全体のうち、肝線維化が進んだ「ステージＦ3（Ｆ1：軽度、Ｆ2：中等度、Ｆ3：高度、Ｆ4：肝硬変）」以上の割合は2割とされていますが、２０３０年にはこの数が1・5倍に増加すると推定されています。加えてコロナ禍による肥満者の増加が懸念

されていることも考慮すると、将来はＮＡＳＨが原因の肝硬変はもっと増えてくる可能性があります。

肝硬変のすべてのケースを元に戻すことはさすがに難しいのですが、すでに肝硬変になった肝臓でも、ある程度までの肝硬変であれば新たな線維化を食い止め、肝臓の働きを改善させることが期待できるようになりました。

一方で油断しがちなのはやはり脂肪肝です。多くの人がまだそのリスクを認識しておらず、放置されがちです。脂肪肝を放置し慢性炎症となり肝臓がひとたび炎症サイクルに入ってしまうことで、肝細胞自体が壊れ何年もかけて肝線維化が進行していきます。そしていずれ肝硬変となります。ＮＡＦＬＤ／ＮＡＳＨの生存率は、肝臓の線維化の進行とともに低くなります。残念ながら、現時点ではＮＡＳＨ肝硬変の進行を抑える決定的な薬はありません。ＮＡＳＨにならない生活習慣に改め予防するほかありません。

また進行抑制のためには、脂肪肝が見つかった時点で食事制限や運動療法による減量に努めることが重要です。海外の報告では、年間7～10％の減量によって肝臓の炎症の改善が、10％以上減量すると線維化の改善も認められたというものがあります。減量で線維化の進行を遅らせることができるのです。体重70kgの人なら5～7kgの減量が望まれます。

肝硬変を早く見つけるために

肝臓病は通常では相当悪くならない限りなかなか症状が現れません。脂肪肝や肝臓病の疑いがあるなら、健診をきちんと受けておくことが重要です。医療機関へ足を運ぶのは手間かもしれませんが、長く健康に生きられるかどうかがかかっています。肝硬変は肝臓病の終末期ではあるといえる病態ですが、早期診断で以前よりも治療の幅が広がってきています。家族歴（家族に肝臓病の人がいる）や輸血を受けたことがある、急性肝炎にかかったことがある人（ウイルス性肝炎の可能性が高い）、長年の飲酒歴のある人、太っているなど、肝機能にリスクがあり、自分はなんらかの肝臓病かもしれないと不安に思う人は、まずはきちんと診断してもらうことが大切です。かかりつけ医に相談してみることをお勧めします。

慢性肝炎が長期化すると肝硬変へ進行しますが、慢性炎症は血液検査で判断することができます。AST（GOT）とALT（GPT）は肝細胞に含まれている酵素で、肝細胞が壊れるとそれらの検査数値が上昇してきます。アルコールや脂肪性肝炎の場合でも同様です。

肝硬変を発症すると、肝機能の低下が見られ、アルブミン（肝臓で作られるたんぱく質）や血小板数の減少が顕著になります。

検査では、血液に加えて腹部エコー検査、ＣＴ・ＭＲＩなどの画像診断も用いられます。検査項目から重症度判定を行い、それにより治療法を決定します。

肝がんの多くは、慢性肝炎・肝硬変を背景として発生します。長期にわたって肝臓に炎症が続いた結果、肝臓の細胞の遺伝子などが傷つき肝がんの発症リスクが高くなると考えられます。

言い換えれば肝がんの患者のほとんどが、背景に肝硬変をもっているということです。肝がんになりたくなければ、肝硬変が進行していく前にきちんと治療し進行しないようにすることが重要なポイントとなります。

世界的には、慢性肝炎（ウイルスキャリア）と肝硬変を背景とした肝がんは、全体の70～90％を占め、日本は70％程度と報告されています。日本ではＢ型肝炎による肝がんは

15％、C型肝炎によるものが60％と報告されていますが、他のアジアおよびアフリカではそれぞれ70％、20％とB型とC型が逆転しています。欧州や北米は、ほぼ日本と似たような構成です。

年齢別にみた肝がんの罹患率は、男性では45歳から増加し始め、70歳代に横ばいとなります。女性では55歳から増加し始めます。罹患率、死亡率は男性のほうが高く、女性の約3倍です。

さらに国内のウイルス性肝炎キャリアの動向を見ますと、30歳代以下で低くなっています。抗ウイルス薬の開発や治療により患者数は激減しています。ただ薬剤耐性の問題もあり、完全撲滅には新たな薬の開発が必要になると考えられます。将来的には、ウイルス性肝炎キャリアの人の肝がんは減少していくと考えられます。

一方NASHから肝がんとなる発がん率については、以下のデータが参考になります。

有病率では非アルコール性脂肪性肝疾患NAFLDの約10％がNASHと推定されます。NAFLDから直接、肝がんが発生する頻度は0・04％、NASHの場合には0・5％、肝硬変に進んだNASHでは2・3％という報告があります。

Ｂ型肝炎から肝硬変になり、肝がんが発生する率は約３％、Ｃ型肝炎のそれは約６％、アルコール性肝炎のそれは２・６％という数字が出ています。ＮＡＳＨからの肝がん発生率も、ウイルス性やアルコール性肝炎と比較して、大差ないことが分かります。現代は飽食の時代といわれ、ＮＡＦＬＤ／ＮＡＳＨの総数は増えていくと考えられていることから、ＮＡＳＨを背景にした肝がんの患者数も増えていく傾向が考えられます。

ＮＡＳＨの人が肝硬変になっても、初期の段階はウイルス性の肝硬変よりも症状が軽いとされています。しかし肝硬変が進行した後の経過や発がん率は、ウイルス性肝炎の場合とあまり変わりません。

むしろ肝臓の線維化のスパンはウイルス性肝炎が発症から20〜30年経ってから起こるのに対して、ＮＡＳＨでは約15年という報告があります。ＮＡＳＨのほうが肝線維化に至る期間が短いことを踏まえると、やはりＮＡＳＨは油断できない疾患といえます。

なぜ肝がんは再発しやすいのか

肝がんを手術で取り切れたとしても、８割の人が５年以内に再発しています。

肝がんの背景には、肝炎や肝硬変といった慢性肝疾患があります。肝がん患者のおよそ8割に肝硬変や慢性ウイルス性肝炎がみられ、また10％に慢性炎症が見られます。がんが一度は完全になくなっても、肝臓に肝炎や肝硬変がある限り残った肝臓から新たながんが発生してしまうことが起こり得ます。また慢性疾患の原因である生活習慣を改善しない限り肝炎や肝硬変からの悪循環を抜け出せないことも考えられます。

●肝がんの特徴

・男性に多い
・日本人男性のがん死の第6位（2020年がんの部位別統計より／肝臓のがん全てを含む）
・日本人女性のがん死の第7位（同）
・B型、C型肝炎ウイルス保持者に多く発症する
・60～70歳代に多く、80歳代以降は減少
・定期検診で早期発見が可能

・肝炎ウイルス以外の原因（脂肪性肝炎など）が増えている
・再発を繰り返す

肝臓は再生力の強い臓器です。肝臓の再生能力はすばらしく手術などで切除されても2割程度残っていれば、元どおりの機能を発揮できるようになります。

しかし正常な肝臓ならいいのですが、肝がんの患者の肝臓は肝炎などによって全体が傷んでいることが多く、一部を切除するだけでも萎縮が進むことや肝不全に陥る可能性があります。手術ができたとしても、どれくらい健康な肝臓を残せて、どれくらい正確にがんを切り取れるか、手術成績は、その人の肝硬変の程度によって変わってくるといえます。

また肝がんでは、多くの患者が繰り返し治療を受けています。見方を変えれば、肝がんは再発しても治療法があるともいえます。これは、ほかの臓器のがんとは大きく異なる点です。

現在は再発を抑制する治療と、再発を早期発見する検査の充実が図られていますので、肝がん全体では、再発しても治療につながる患者は増えています。再発予防のためには、慢性肝炎や肝硬変の治療継続、定期的な経過観察が非常に大きな役割を果たします。

NASHは肝移植後の予後が悪い!?

ウイルス性肝炎が今日のように薬でコントロールできていなかった時代に肝炎から肝硬変になった人は、肝移植という治療法が取られていました。肝移植とは、悪くなった肝臓を他の人から提供してもらった肝臓で置き換える治療法です。

肝移植には「脳死提供者から臓器提供を受ける脳死肝移植」と「健常人の肝臓の一部の提供からの生体部分肝移植」がありますが、国内で行われている肝移植の多くが生体肝移植です。

近年はウイルス性肝炎のほかに、アルコール性脂肪性肝炎(ASH)および非アルコール性脂肪性肝炎(NASH)に対して行われる肝移植も増えています。どちらも進行すれば、非代償性肝硬変(黄疸、腹水、肝性脳症などが認められる肝硬変)から肝不全に至りますから、治療法の一つとして肝移植が用いられるのです。

NASHの患者では、NASH肝硬変の末期になると肝移植の適応となります。肝移植から5年後に3～4割がＮＡＦＬＤを再発するという報告があります。生存率は他の肝臓病と有意差はないとされ、『ＮＡＦＬＤ　ＮＡＳＨ 診療ガイドライン２０２０』にも「ＮＡＳＨ進展肝不全に肝移植は有用な治療」だと記載されています。

一方でＮＡＳＨ患者の肝移植はC型肝炎やアルコール性肝硬変患者のそれよりも予後が悪いとする報告もあります。

・ＮＡＳＨ肝硬変のために肝移植した患者の33％にＮＡＳＨ再発が見られる。
・肝移植後にＮＡＦＬＤになった例が25・4％に見られ、ＮＡＳＨになった例が15・7％に見られる。

肥満の解消は、どの段階でも非常に大切です。ＮＡＦＬＤやＮＡＳＨの患者は、肥満をはじめ動脈硬化や糖尿病を合併していることが多いです。そのためお腹周りの脂肪が分厚く内視鏡手術をする場合にも手術がしにくい、また血管が傷んできているので合併症が増えるといったリスクも大きくなります。

なお肥満やアルコールによる脂肪肝の人は、肝移植ドナーとして肝臓を提供することができません。移植肝および残肝機能不全のリスクが高くなり、ドナーと移植を受ける患者の両方にとってリスクが高いからです。また肥満者である場合は、肝細胞に中性脂肪がたまり肥大化している場合がありドナーとして不適格である可能性が高いのです。

肝がん、治療法とは

肝がん（肝細胞がん・肝内胆管がん）の治療は難しいとされていましたが、治療法は進歩し、より安全に治療を受けられるようになってきています。治療法には、切除手術、焼灼療法、肝動脈塞栓療法、分子標的薬、放射線療法、肝移植があります。肝細胞がんの場合、多くが慢性肝炎や肝硬変を背景として発生するため、肝障害度（肝臓に保たれた予備能力の評価）と腫瘍の状況（がんの数や大きさなど）や患者の年齢等を踏まえて治療法を選択します。

●**切除手術**：がんが肝臓の一部だけにできている場合に最も適した治療法になります。比較的大きながんでも、肝機能が良好であれば切除が可能になります。

●**焼灼療法**：腫瘍に特殊な針を刺し、ラジオ波やマイクロ波を流して、その熱でがんを焼いて壊死させます。他の手術に比べて体への負担が少ないことが特徴です。

●**肝動脈塞栓療法**：がんに栄養を供給している動脈から抗がん剤を注入し、さらにその動脈を塞ぐことで、がん細胞を壊死させる治療法です。

●**分子標的薬**：肝がんの薬物療法で主流の一つとなっている治療法です。

●**放射線療法**：肝がん対象では比較的新しい治療法といえます。重粒子線、陽子線といった粒子線治療や定位放射線治療が効果を上げています。体への負担が少なく、通院での治療が可能です。

●**肝移植**：悪くなった肝臓を、他の人から提供してもらった肝臓に置き換えます。「脳死肝移植」と「生体肝移植」の2つがあり日本では生体肝移植が主流です。肝硬変が進行している場合には肝移植が勧められることがあります。

どの治療法を選択しても、肝臓への負荷はかかることになります。負荷に耐えきれず肝機能の低下が進んでしまえば、肝不全を招くことになりかねません。肝硬変が著しいケースでは、少しの範囲の肝臓を切除しただけでも肝不全を起こすことがあります。このため治療選択前には必ず肝機能を調べ、治療の負荷をかけても耐えられる肝機能かどうか、あるいはどこまでの治療なら耐えられるかといったことを確認したうえで、その人に最適な治療法を選択することになります。

切除不能な肝がんに「分子標的薬」時代の到来

がん治療に関する近年のニュースとして、全身薬物療法（体の全体に薬を巡らせて作用させる）のうち分子標的薬（がんの増殖を引き起こす細胞内の特定の分子を狙い撃ちする薬を使ってがんを抑える治療法）や免疫チェックポイント阻害薬（免疫ががん細胞を攻撃する力を保つ薬）といった新しい薬が注目されています。

特に肝がんに対する分子標的薬は、進歩が著しく日本ではソラフェニブ（２００９年）、レゴラフェニブ（２０１７年）、レンバチニブ（２０１８年）、ラムシルマブ（２０１９年）が承認され、がんの進行程度や治療状況により使い分けられています。さらに京都大学の本庶 佑氏が見いだした免疫チェックポイントを標的とした阻害薬ががんの治療に加わりました。

分子標的薬４種類に加えて、２０２０年９月には、切除不能な肝がんに対して免疫チェックポイント阻害薬アテゾリズマブと、分子標的薬のベバシズマブを併用する治療が承認され、保険で受けられるようになりました。さらに中等度以上に進行した肝がんに対し肝動脈塞栓（ＴＡＣＥ）（肝がんに血液を配給する肝動脈が見つかった場合に、配給する肝動脈に詰め物をして血流を止める方法）と免疫チェックポイント阻害薬（＋分子標的薬）の組み合わせも期待されています。

ちなみに米国ではデュルバルマブという抗ＰＤ-Ｌ１抗体（肺がんに適応）と新しく開発されたトレメリムマブ（抗ＣＴＬＡ-４抗体）の併用療法が肝がんの治療に認可されましたが、日本ではこの療法はまだ承認されていません。

こうした併用療法を用いることで、相互補完的な効果が期待され生存期間の延長や肝臓への負担を軽減できる可能性が生まれてきます。また薬の選択肢が増えてきたことで、一つの薬で効果が見られなくなった場合にも、薬を変更して治療を続けられるようになっています。

●分子標的薬について

分子標的薬のどこがすごいのかというと、正常な体と病気の体の違い、あるいはがん細胞と正常細胞の違いをゲノムレベル（遺伝子のレベル）・分子レベル（細胞以下のレベル）で解明している点です。それにより、がんの増殖や転移に必要な分子を特異的に抑えます。

がん細胞だけを狙い撃ちするので、従来の抗がん剤と比べて効果が高く、かつ正常な細胞へのダメージが少ないので重い副作用が少ないのが特徴です。とはいえ薬ですからそれぞれに副作用はあります。またレゴラフェニブ、レンバチニブ、ラムシルマブについては、副作用が起きているほうが、がん細胞に対して高い効果が出ていると考えられています。

●免疫チェックポイント阻害薬について

免疫チェックポイント阻害薬は、京都大学の本庶 佑氏が見いだし、米国テキサス大学MDアンダーソンがんセンターのジェームズ・アリソン氏とともにノーベル医学生理学賞を受賞したことで知られています。免疫チェックポイント阻害薬を分子標的薬に含めることもあります。

Ｔ細胞（リンパ球）の表面には、「異物を攻撃するな」という命令を受け取るためのアンテナがあります。一方でがん細胞にもアンテナがあり、Ｔ細胞のアンテナに結合して、「異物を攻撃するな」という命令を送ります。するとＴ細胞にブレーキがかかり、がん細胞は排除されなくなります。このようにＴ細胞にブレーキがかかる仕組みを「免疫チェックポイント」といいます。

免疫チェックポイント阻害薬は、Ｔ細胞やがん細胞のアンテナに作用して、免疫にブレーキがかかるのを防ぐことにより、Ｔ細胞ががん細胞を攻撃できるようにする薬です。免疫チェックポイントのどの部分に作用するかにより、抗ＣＴＬＡ‐４抗体（Ｔ細胞の活性化）、抗ＰＤ‐１／抗ＰＤ‐Ｌ１抗体（Ｔ細胞の攻撃性回復、Ｔ細胞の活性化）があります。

肝がんの１次治療では、免疫チェックポイント阻害薬と分子標的薬を用います。自己免疫疾患（体内の細胞組織を攻撃してしまう免疫機能の異常。バセドウ病、橋本甲状腺炎、膠原病などがある）などのために、免疫チェックポイント阻害薬が使えない場合には、分子標的薬を用います。

怪しいがん治療に惑わされない

最善・最良のがん治療を受けるために、知っておくべきことがあります。

がんは怖い病気だから、とにかく最新の高度な医療を受けたいと考える人は、少なくありません。高度な医療、最先端と聞くと、より良いもの、いちばん効果があるものと感じられるのも自然なことです。

しかし、それは正しくありません。医療において「最先端の治療」が最も優れているとは限らないのです。がんの治療では、「標準治療」という言葉を知っておくことが非常に重要です。

がんの標準治療という言葉は、科学的根拠に基づいた「現時点で最良の治療」という意味で使われます。そのため医師は一般に「標準治療」とされている治療法を勧めます。がんの標準治療とは基本的に、「3大治療」と呼ばれる手術、化学療法（抗がん剤治療の他に、分子標的薬などの新しい薬物治療も含まれる）、放射線治療を指し、健康保険が適用されます。安く受けられる治療だからといって悪かろうではないのです。

新しい薬や治療法が標準治療として承認されるまでには、細胞レベルの実験から、動物実験、臨床試験（第1相試験から第3相試験まである）をクリアするという厳しい審査を受けなければなりません。逆にいえば、がんの標準治療となっていないものは、厳しい試験をくぐり抜けることができなかった治療法か、あるいはまだ開発中の試験的な治療法で安全性や効果について確認できていない可能性があります。

がんの治療法は、専門性の高い情報になります。患者やその家族は、もっと別な治療法があるのではないかと思うかもしれません。そんな弱みに付け込むように、世間には効果の示されていない高額な治療法や怪しい食品などが溢れているので注意が必要です。

治療法に迷い別の医師の意見を聞きたい場合には、セカンドオピニオンを受けるとよいです。地域の「がん診療連携拠点病院」に常設されている、がん相談支援センターで相談してみるのもよいでしょう。

新しい治療法の登場で選択肢が増えてきた

消化器がんの多くは肝がんを含め、上皮成長因子受容体（ＥＧＦＲ）（皮膚や粘膜など上皮系の細胞に働いて細胞増殖を促すタンパク質）が、がん細胞に変異することで、がんの発生・進展に関与していることが分かっています。

私は、2003年頃、米国テキサス大学MDアンダーソンがんセンターの研究所で動物モデルを利用し、がんの発生・進展および分子標的治療の研究をしていました。その際に標的分子の細胞内ドメイン（細胞表面レセプターの細胞内部分。細胞内にシグナルを送る）に存在するEGFRチロシンキナーゼ活性を選択的に阻害するゲフィチニブやエルロチニブのような、シグナル伝達系に作用する小分子化合物は、がん細胞の増殖を抑制することが動物実験で証明されました。

この研究結果は、2006年のアメリカ臨床腫瘍学会総会で最優秀演題に選ばれ、私が講演しました。これらのデータを基に臨床試験が実施され、消化器がんをはじめとするさまざまながんの生存率が向上していることは、非常に喜ばしいことです。

最近ではがんの増殖には、他の細胞増殖因子や血管新生（既存の血管から新しい血管が形成される過程）が大きく関わっていることから、これらの分子も標的としたマルチキナーゼ阻害剤が開発され、良好な治療効果が示されています。

分子標的薬治療は米国が先進国で、新しい薬が開発され日本に導入されるまでには数年かかる傾向にあります。そこで私のクリニックでは最新のがん治療を希望する人をMDアンダーソンがんセンター病院に紹介するサービスにも取り組んでいます。

国内のがん治療においては、日本が得意とする手術技術開発も進んできています。いずれにしても治療の選択肢が広がっていくことは、肝がんの患者にとって朗報です。

がん治療は、適切な治療法を選択し、かつ副作用にうまく対処しながら継続していくことが大切です。医師は、効果や副作用を見て患者に使う薬を判断します。

意外かもしれませんが、NAFLD／NASHの死因の第一位は心・血管疾患（脳梗塞や心筋梗塞など）、2位が悪性腫瘍（がん）、3位が肝疾患となっており、肝臓の病気以外の疾患への対策も重要です。

［第5章］

検査で分かる　脂肪肝のチェック方法

脂肪肝チェックがとても大切なワケ

残念ながら現時点では、血液検査で脂肪肝や脂肪性肝炎を確実に診断する項目はありません。通常、医師は血液検査に加え、超音波や画像診断などを基に診断をしていきます。NAFLD／NASHは、まだ研究段階の部分も多いため、診断方法（診断アルゴリズム）が確定していないのが現状です。

ただしNAFLDやNASHになりやすい人のプロフィールは少しずつ明らかになってきていますし、健康診断等の数値からある程度のリスクを把握できるようになってきました。それらの見方を知って、まずはセルフチェックをしてみるといいでしょう。そして自分はリスクが高い方だと分かったら、内科や消化器専門医を受診して適切な指導や精密検査を受けましょう。

肝臓という臓器は自覚症状が出にくいため、健康診断や人間ドック等で「脂肪肝の疑いあり」と指摘された場合にも、医療機関で脂肪肝の検査を改めて受けてください。生活習慣病と脂肪肝は合併することが多く、脂肪肝のリスクを先にとらえておくことで、両方の予防・改善にいち早く取りかかれるというメリットがあります。単純な脂肪肝のうちに病気の芽を見つけて、生活改善に取り組むことができれば、多くの病気を防ぐことができます。検査結果に応じ適切な生活改善や経過観察などを続けていくことが、大事な肝臓を守ることにつながります。

NASH肝がん患者の症例

セルフチェックに入る前に、NASH肝がんの症例を一つ紹介しておきたいと思います。49歳、男性、肥満、メタボリック症候群、非アルコール性脂肪性肝炎（NASH）の患者のケースです。彼は35歳のときに検診で糖尿病と脂質異常症、エコーで脂肪肝（NAFLD）が判明しました。

最初の治療では、総合病院に通院し、インスリン注射による血糖コントロールが行われていました。ただ通院が大変だということで、その後勤務先に近い私のクリニックで治療を受けることになったのです。この時点でHbA1c（ヘモグロビン・エー・ワン・シー／糖尿病のリスクを判別する検査、過去1～2カ月間の血糖値の平均）は8～9％（正常値

５・５％以下　糖尿病予備群６・０～６・４％）を行ったり来たりしているような状態でした。糖尿病のコントロールはうまくいっておらず、減量もできていませんでした。

その後40歳で脂肪肝の進行の疑いがあり、肝生検によりＮＡＳＨと診断されました。私のクリニックでは、脂質異常症と糖尿病の薬、肝臓の薬として飲み薬であるウルソデオキシコール酸を処方し、グリチルリチン製剤を週1回注射し経過を見ることにしました。

しかしＮＡＳＨ発症から４年後には、肝線維化が進み肝硬変に移行しました。さらに49歳で腫瘍マーカーα-フェトプロテインが上昇し、画像検査で大きな肝がんが見つかりました。

糖尿病の患者の場合、さまざまな合併症が考えられるため外科的な治療が行えず、がん治療の選択肢が非常に少なくなってしまう場合があります。この人のがんは非常に大きかったため、焼灼療法というラジオ波でがんを焼き切る方法も選択できませんでした。

結局、当時では臨床試験の段階だった副作用の少ない分子標的薬での治療が始まりました。薬物療法が効いて、投薬から４カ月後にはある程度がんが縮小してきました。ですが、ここまで進行した肝がんの完治は難しく、肝不全もあり得るステージに入ってきています。予後は非常に厳しいといえます。

この例は、NASH肝がんの最も典型的なパターンだといえます。経過から分かるように、10～15年かけてNASH→肝硬変→肝がんへと進行しています。治療によって多少寿命は延長したとしても、生活習慣が変わらない限り、脂肪肝は解消されず、NASHになると肝硬変、肝がんへの進行はなかなか止められないのが現実です。

この人の場合にはメタボやNAFLDが判明した35歳の時点が運命の別れ道だったと考えられます。このときに真剣に減量に取り組むことができていたら、肝がん発症を防げたかもしれません。それほどまで生活習慣の影響は、脂肪肝や生活習慣病に対しては大きいのです。

自分は脂肪肝？　セルフチェックをしてみよう

肝臓が悪くなる原因はさまざまなものがありますが、脂肪肝の主な原因は、食べ過ぎ、飲み過ぎ、大量飲酒による肥満です。体格、生活習慣、病歴や健康診断の数値である程度リスクを知ることができます。

次の項目が当てはまるかどうかチェックしてみてください。

【体格チェック】

□ＢＭＩが25以上である※1

□腹囲（ウエスト周囲径）が男性85cm以上、女性90cm以上

□20歳時より、体重が10kg以上増加している

□最近10年以内で体重が５kg以上増えた

【生活習慣】

□毎日お酒を飲む（↓アルコール性脂肪性肝炎）

□食事の過剰摂取をしている（カロリーオーバー、高カロリー食の摂り過ぎなど）※2

□糖質（炭水化物）の割合が多い

□塩分を摂り過ぎている※3

□魚や野菜をあまり食べない

□夕食後、夜遅くに何か食べる習慣がある
□早食いである
□間食が多い
□甘いものが好き
□絶食などの極端なダイエットをしている
□運動をほとんどしない
□座っている時間が長い
□ストレスが多い生活が続いている
□いつも睡眠不足である

【年齢・病歴など】
□男性である
□女性で50歳以上である
□Ⅱ型糖尿病、脂質異常症などの生活習慣病がある

［図表5］　日本人の食事摂取基準（推定エネルギー必要量）

単位：（kcal/日）

性別	男性			女性		
身体活動レベル*	Ⅰ	Ⅱ	Ⅲ	Ⅰ	Ⅱ	Ⅲ
18～29（歳）	2,300	2,650	3,050	1,700	2,000	2,300
30～49（歳）	2,300	2,700	3,050	1,750	2,050	2,350
50～64（歳）	2,200	2,600	2,950	1,650	1,950	2,250
65～74（歳）	2,050	2,400	2,750	1,550	1,850	2,100
75以上（歳）	1,800	2,100	—	1,400	1,650	—

＊身体活動レベル

レベルⅠ（低い）：生活の大部分を座って過ごし、あまり体を動かすことがない場合

レベルⅡ（普通）：座っていることが多いが、職場内での移動や立っての作業、運動・買い物・軽いスポーツなどのいずれかを行う場合

レベルⅢ（高い）：移動や立っての作業が多い仕事に従事している、または頻繁に運動を行う習慣がある場合

厚生労働省「日本人の食事摂取基準（2020年版）」より作成

これらはどれも脂肪肝の発症要因に関連しています。特に体格面でＢＭＩ25以上の肥満がある人やメタボリック症候群の人の脂肪肝有病率はおよそ60％程度であるとの報告があります。もし体格や生活習慣で一つでも当てはまったなら要注意です。いくつも当てはまる人はそれだけ深刻な状況ととらえ、脂肪肝の検査を受けることをお勧めします。

※1　ＢＭＩの計算式は

［体重kg］÷［身長mの2乗］

正常18・5≦ＢＭＩ＜25　肥満ＢＭＩ≦25

理想ＢＭＩ＝22

※2　摂取カロリーの目安は図表5参照

※３　１日塩分量の目安 男性７・５ｇ未満、女性６・５ｇ未満（厚生労働省）

健康診断の血液検査から分かること

健康診断を定期的に受けている人は、そのなかに肝機能の状態を表す項目がありますので、毎回きちんと確認しましょう。健康診断の数値に敏感になることは、脂肪肝や肝臓の異常に気づく第一歩になります。血液検査項目のなかで、肝機能の指標となるのは、ＡＬＴ／ＡＳＴ、γ-ＧＴＰの３つです。これらがどれくらい血液中に漏れ出ているかによって、脂肪肝がありそうかどうかが推測できます。

●ALT（GPT）／AST（GOT）

肝細胞で作られる酵素でアミノ酸を作る働きをしています。どちらも肝臓に炎症が起こると値が上昇しますので、ともに上昇しているときには、肝臓にダメージが生じていて働きが悪くなっていることが分かります。

ただしＡＬＴの多くは肝臓の細胞に存在しますが、ＡＳＴは肝臓以外に筋肉や赤血球中にも存在します。このためALTが正常でASTのみが上昇している場合は肝臓の機能は保たれていると考えられます。一方でALTの上昇のほうが大きい場合には、脂肪肝をはじめアルコール性肝炎や肝硬変など肝臓へダメージを与える病気の存在が疑われます。

●γ-GTP

γ-GTPは、解毒に関わる酵素です。アルコールに反応するためお酒をよく飲む人では高い傾向にあります。γ-GTPは禁酒して2週間もすればかなり改善しますが、調子が良くなったと思って大量飲酒をすれば肝機能は再び悪化していくので注意が必要です。そのほか服用している薬やサプリメントに反応してγ-GTP値が高くなることもあります。お酒を飲まない人でγ-GTPが高い場合には、食べ過ぎによる脂肪肝の可能性があります。

数値目標：ASTあるいはALTが31以上、もしくはγ-GTPが男性51以上、女性31以上のいずれかを満たした場合は脂肪肝の可能性が高いと考えられます。

なお肝細胞の線維化が進むと、血小板が破壊され数値が下がるため、血小板の検査数値から、肝線維化の進行をある程度予測することができます。基準値は14万～34万／μLで、14万／μL未満の場合には、肝臓が線維化している疑いがあります。

健康診断を受けた際には、これらの数値に注目し、それぞれ基準値を超えていないか確認しましょう。

基準値

ＡＬＴ（ＧＰＴ）　基準値　31未満

ＡＳＴ（ＧＯＴ）　基準値　31未満

γ-ＧＴＰ　基準値51未満（女性は31未満）

注意点として、肝機能検査値（ＡＳＴ、ＡＬＴ、γ-ＧＴＰ）が基準値内なのにＮＡＦＬＤだったという症例もあります。確定診断は、やはり医療機関で行うことが重要です。

肝線維化が進んでいるかどうかを簡単チェック

〈セルフチェックにオススメのFIB-4 index〉

FIB-4 indexは、肝臓の線維化の進行度をみるためのスコアリングシステムで、肝臓が硬くなっていないかどうか、その傾向を捉えることができます。

［図表6］　FIB-4 index 自動計算フォーム例

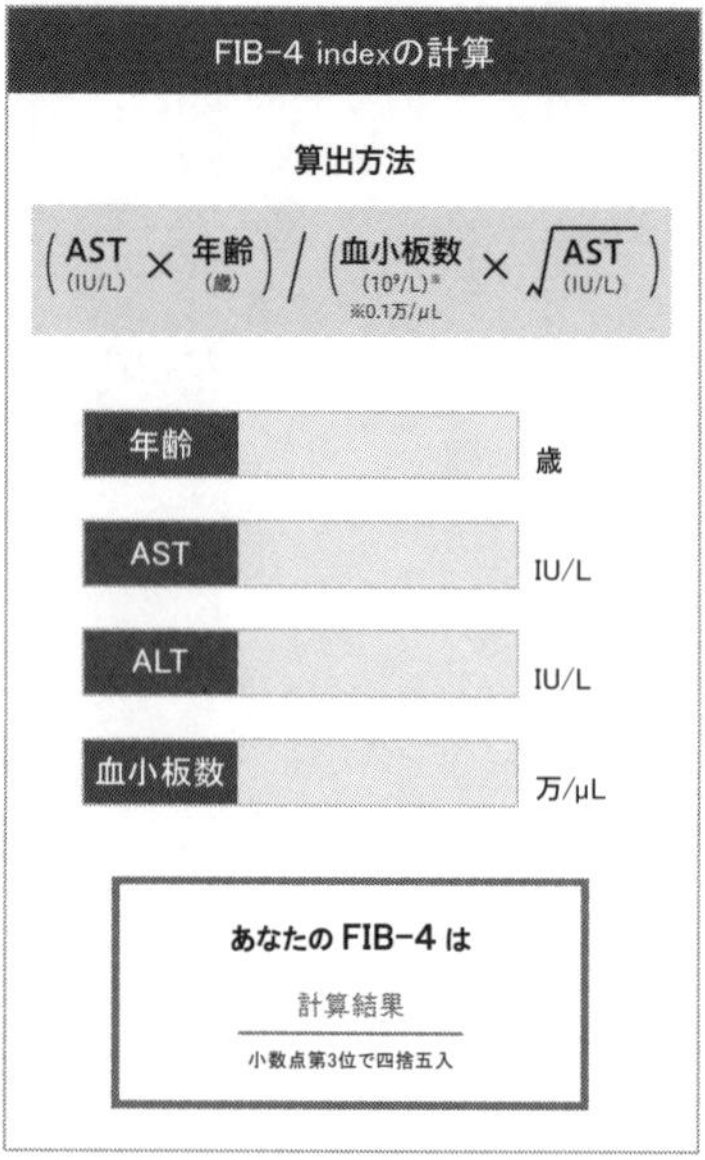

日本肝臓学会のホームページより

年齢および血液検査結果のAST、ALT、血小板数を使用します。日本肝臓学会ウェブサイトに、検査数値を入力すれば簡単に自動計算してくれるフォームがあります。医療従事者向けに作られたページですが、参考になるでしょう。

結果は以下のようになります。

1・3未満　リスクは低いです。

1・3以上2・67未満　線維化が進行している可能性あり。精密検査を受けましょう。

2・67以上　肝硬変が強く疑われます。すぐに受診しましょう。

脂肪肝の疑い、受診すべきは何科がベスト？

健康診断結果を見て、肝機能異常、メタボリック症候群、ＢＭＩが25以上のいずれかに当てはまる人は、症状が無くても医療機関への受診が勧められます。

またアルコールを多飲される人は、アルコール依存症の可能性もあり、いずれ断酒治療が必要になることから、消化器専門医あるいは肝臓専門医を受診することをお勧めします。

脂肪肝の検査で受診する際は、基本的に内科を受診すれば問題ありませんが、できるだけ消化器も診察していて、かつ腹部超音波検査の装置があるとベターです。

脂肪肝と診断され、肝臓の線維化が疑われた場合は、特に肝臓を専門とする医師がいる病院を紹介してもらいましょう。多くの場合は、超音波エラストグラフィやフィブロスキャン（肝硬変の進行度が分かる検査）、ＣＴ、ＭＲＩがある病院、肝生検が可能な病院が条件になるので、総合病院や大学病院となります。特にフィブロスキャンやＭＲエラストグラフィの検査機器がある病院は全国でも限られています。事前に医療機関のウェブサイト等で調べておくと良いでしょう。

ＮＡＦＬとＮＡＳＨの診断基準

非アルコール性脂肪性肝疾患（ＮＡＦＬＤ）には、病態がほとんど進行しないＮＡＦＬと進行性の非アルコール性脂肪性肝炎（ＮＡＳＨ）があり、それぞれ診断基準が異なります。その違いを医学的に説明すると、次のようになります。

ＮＡＦＬ：肝細胞の脂肪変性のみ、または脂肪変性に炎症細胞の浸潤（白血球やリンパ球などの細胞が炎症の部位に集まっている状態）のみを認める

ＮＡＳＨ：肝細胞の脂肪変性、炎症細胞の浸潤に加え、肝細胞が風船のように膨らむ風船様肝細胞腫大や肝線維化を認める

注意点としてＮＡＦＬの一部は、進行速度は遅いものの線維化が進行することもあるた

め、脂肪肝と分かったら、できるだけかかりつけ内科医の指導のもとでの生活習慣改善と経過観察が必要です。

染色された組織を見て、組織像から脂肪肝のタイプ分類方法を考案したMatteoni氏によるマッソン・トリクローム（染色方法の一種）によると、このように分類されます。

（ＮＡＦＬ）

ＴｙｐｅⅠ　脂肪沈着のみ（単純性脂肪肝）

ＴｙｐｅⅡ　炎症をともなう脂肪肝（風船様肝細胞腫大や線維化はない）

（ＮＡＳＨ）

ＴｙｐｅⅢ　ＴｙｐｅⅡに風船様肝細胞腫大（ballooning）をともなった状態

ＴｙｐｅⅣ　風船様肝細胞腫大、肝線維化、炎症性細胞浸潤をともなう[*15)]

［図表7］　脂肪肝の病理組織像

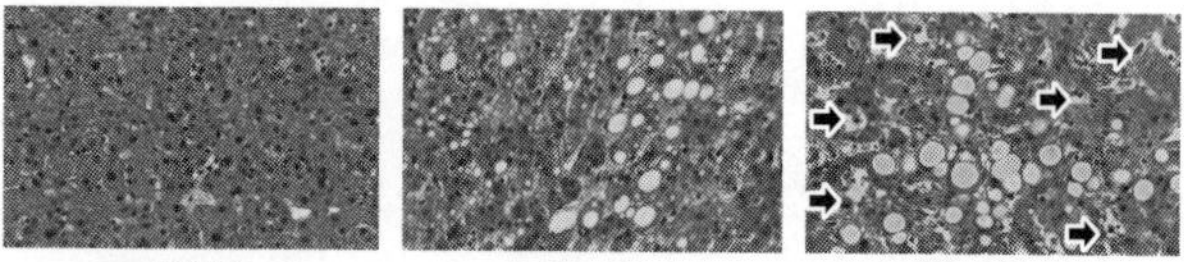

正常肝

Type Ⅰ
単純性脂肪肝

Type Ⅱ
炎症（➡）を伴う
単純性脂肪肝

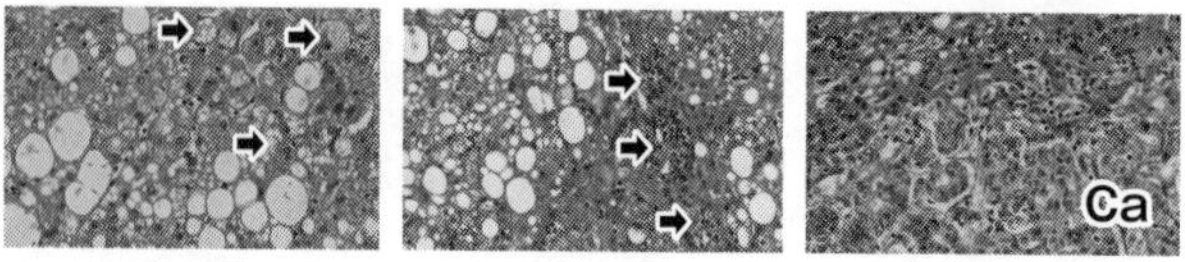

Type Ⅲ
風船様肝細胞腫大（➡）を伴う
NASH

Type Ⅳ
肝線維化（➡）を伴う
NASH

NASH に発生した肝がん
（Ca 部分）

肝臓の検査と診断の流れ
（脂肪肝　肝硬変　肝がん）

通常は健康診断のときに検査数値で基準値を超える結果が出て、脂肪肝の疑いがあると言われた場合に、専門の医療機関を受診し、精密検査を受ける流れになります。

検査では、問診、検査、さらに病状によって入院検査と進んでいきます。

問診では、これまでの飲酒状況や体重の変化、糖尿病、高血圧、脂質異常症などの生活習慣病の有無、普段服用している薬などの情報を聞き取ります。検査では、血液検査や超音波で脂肪肝の様子を診ていきます。

またB型肝炎、C型肝炎などのウイルス性肝炎、自己免疫性肝炎、薬剤性肝障害などの他の肝臓病がないかどうかも調べます。脂肪肝以外に肝障害の原因が見られず、これまでの飲酒量がアルコール性肝障害の基準を超えていないかどうかも確認します。

こうした検査と診断結果によって、NAFLDかどうかが判断されます。さらに詳しく診る必要がある場合にはCT・MRIなどの画像検査も使用しながら、NASHの疑いはないか、他に肝障害を起こす病気がないかなどを調べます。

NASHが疑われる場合には、確定診断のために、通常は肝臓の組織を一部切り取って調べる「肝生検」という検査が必要になります。肝生検を安全に行うためには、検査中だけでなく検査の後も安静にする必要があるので1~2泊の入院が必要とされています。

一方で最近は、肝生検よりも簡便で体への負担の少ない、かつ正確な診断法がいくつか開発されニーズが高まってきています。例えば、血液検査の値を使って線維化の有無を調べるFIB-4 index、超音波を使って肝臓の硬さや脂肪量の状態を診るフィブロスキャン、画像で肝臓の線維化を調べる超音波エラストグラフィやMRエラストグラフィ、脂肪の量を見るCTといったものです。NAFLDの増加とともに、新しい診断法がスタンダードになっていく可能性もあります。

脂肪肝の検査法～確定診断には画像検査が必須～

●血液検査（主な検査項目）

肝臓の病気の治療をするうえで非常に重要なのが、肝線維化の進行を診断することです。肝線維化がどれくらい進んでいるかによって、肝臓病の進行度が変わってくるからです。そこでＮＡＳＨが疑われる患者に対する第一段階の絞り込みとして、最近では線維化の程度を反映するＭａｃ－２結合蛋白糖鎖修飾異性体（M2BPGi）を測定する検査を行うケースも増えてきました。また血液検査で肝線維化の評価をするスコアリングシステムが開発され、ＮＡＳＨの鑑別・病気診断に使われることがあります。これらの検査は血液検査だけで、非常に簡便に検査ができるのが最大の魅力です。代表的なものを紹介します。

・Ｍａｃ－２結合蛋白糖鎖修飾異性体（M2BPGi）

M2BPGiは、２０１５年1月に保険適応となった、比較的新しい血液検査です。慢性肝炎及び肝硬変の診断・治療において、肝臓の線維化ステージを診断し、治療方針の指標にしたり、経過をモニタリングしたりするのに有用とされています。

・糖鎖マーカー

「糖鎖」は、核酸・たんぱく質とならぶ第3の生命鎖とも呼ばれ、細胞の分化、がん化など疾患とともに変化することが知られています。糖たんぱく質の糖鎖構造は、肝線維化の進展に伴い変化するため、血液中のM2BPGi（肝線維化マーカー）の値を測ることで肝線維化の程度が分かるのです。

実は糖鎖研究は、日本が世界をリードしている分野であり、この検査も日本人研究者が開発しました。

・FIB-4 index（フィブフォー・インデックス）

慢性肝炎が長期化すると、肝臓は線維化を起こして、徐々に硬くなっていきますが、FIB-4 indexはその進行度を見るものです。元々はC型肝炎の肝線維化を予測するスコアでしたが、最近はNASHなどのほかの肝疾患にも使われています。

ＡＳＴ、ＡＬＴ、血小板数、年齢の４項目の組み合わせから計算可能で、得られた数値から線維化の進展度合いを評価します。特にＮＡＦＬＤの線維化診断における陰性的中率は高く、不要な肝生検を避けることができるようになりました。

・NFS（ナッフルドファイブロシススコア＝NAFLD Fibrosis Score）

年齢、高血糖、ＢＭＩ、血小板数、アルブミン値、ＡＳＴとＡＬＴの比率（ＡＡＲ）を組み合わせて計算し、得られた数値から肝線維化の進展度合いを評価します。

脂肪肝の患者の血液検査では、通常ＡＬＴ（ＧＰＴ）、ＡＳＴ（ＧＯＴ）、γ-ＧＴＰ、コリンエステラーゼ（ChE）の検査を行います。脂肪肝の人では、ＡＬＴ（ＧＰＴ）、ＡＳＴ（ＧＯＴ）の値が50～１００Ｕ／Ｌ前後に上昇する場合が多く、γ-ＧＴＰやコリンエステラーゼなども高くなります。

●尿検査

尿ビリルビン（古くなった赤血球のヘモグロビンに含まれる黄色い色素）、ウロビリノーゲン（ビリルビンが腸内細菌によって生成する無色の物質）の反応を調べます。肝機能が低下することでそれぞれの尿中の量が増加し、陽性となります。

●ウイルスマーカー検査（ウイルス性肝炎の検査）

体内にウイルスが入った際、駆除しようとする物質を抗体といい、抗体を作るウイルスの成分を抗原といいます。これらの抗体、抗原が血液中にあるかの検査です。ウイルス遺伝子が血液中に存在すると陽性反応が現れます。

●腹部エコー検査

肝臓にどれくらいの脂肪量が蓄積しているか、また肝臓の大きさや変形などを診ます。肝硬変への進展や脂肪の沈着の程度、肝がんのスクリーニングなどに用いられます。

脂肪肝の患者では、肝臓が脂肪により白く映し出されます。この検査法は、体への負担も少なく導入しやすいのがメリットです。ただ、正常な肝臓の肝内脂肪化は5％以下ですが、超音波検査で明らかな脂肪肝と判定するには20％以上の肝内脂肪化が必要であるため、少量の肝脂肪沈着では確認できないのが難点です。

検査は空腹時に行います。食後は胆囊が収縮してしまうこと、胃内や腸管内にガスが多く貯留し、周囲臓器が見にくくなってしまうことを避けるためです。

●超音波エラストグラフィ

元々は乳がんの補助診断として乳腺の線維化を診るのに使われている技術です。それがＮＡＦＬＤ患者の肝線維化進展予測にも有用であることが報告され、脂肪肝の患者にも使われるようになりました。超音波技術を使って肝臓の硬さを見ることで、肝線維化がどれくらい進んでいるかを評価することができます。肝生検と比べて体への負担が少ない検査法であり、新しい病状予測ツールとして期待されています。

超音波エラストグラフィのほかにも、ＭＲＩを利用したＭＲエラストグラフィやＣＴスキャン、フィブロスキャンといった検査方法が用いられる場合もあります。こうした体への負担が少なく、線維化診断能が高い検査は、今後ますます普及していくでしょう。

●肝生検

肝線維化の評価や、ＮＡＳＨの診断におけるゴールドスタンダード（標準基準・参照基準）と言われている検査法です。炎症の強さや線維化の程度を診ます。皮膚に麻酔をかけ、経皮的に大きめの針を穿刺し、肝臓の組織を直接採取します。回収した組織を病理学的に検索するため、より正確な評価が可能です。

一方で痛みや出血など患者の体への負担が大きいことから、基本的に入院が必要な検査です。費用が掛かり、経済的にもやや負担のある検査となるので、脂肪肝すべての患者にというわけにはいきません。

そこで基本的にはＮＡＦＬＤの患者で、メタボの基準を満たす、高度肥満（ＢＭＩが30以上）、血液検査の結果に異常がある、フィブロスキャンなどの画像診断で高度線維化を疑われる（10 kp以上）、FIB-4 index（線維化を予測するスコア）が１・45以上といった場合に肝生検が勧められます。また、閉経後の女性はＮＡＳＨのハイリスクのため、肝生検を考慮する必要があるとされています。

●フィブロスキャン

右脇腹の表面に振動と超音波を伝えるプローブ（探針）を当て、その伝わり方から検査します。肝臓の硬さを診ることで肝硬変がどの程度進行しているか分かります。痛みもなく短時間で済む安全な検査です。肝臓の脂肪量も同時計測できるので、脂肪肝の診断に用いられることがあります。

NAFLD／NASHの治療法

そもそもNAFLD／NASHは治るものなの？という疑問も湧いてくるかと思います。

まず前提として、現時点で、NAFLD／NASHに対して日本で認められた保険適用となる薬剤はありません。例えば身近な病気では、インフルエンザにかかったらインフルエンザ治療薬、花粉症には花粉症治療薬といった薬がありますが、脂肪肝には確立された治療法というものが、まだないのです。

肥満人口の多いアメリカではＮＡＳＨの患者が見過ごせないくらい増えているため、治療薬の開発・治験が進んでいます。アメリカでは10社ほどで治療薬について治験が行われており、今後治療の選択肢が広がる可能性は十分あります。一方で日本では試験中の脂肪肝の治療薬はほとんどありません。

まずＮＡＦＬＤのうち単純性脂肪肝（ＮＡＦＬ）の患者の場合には、減量のための運動療法や食事療法が図られます。脂肪肝の多くは、内臓脂肪の蓄積（メタボリック症候群）とそれに伴うインスリン抵抗性が発症や病態の進行に関与していることから、やはり肥満や炎症サイクルを断ち切るという意味で減量が勧められます。

ＮＡＦＬＤまたはＮＡＦＬの段階で注力すべきは、メタボリック症候群を抑えることと、肝障害（炎症や肝線維化）の進行を防ぐことの2つです。メタボがなく脂肪肝だけなら、日常生活の是正を第一にします。肥満、Ⅱ型糖尿病、高血圧、脂質異常症等の合併症があれば、これらの薬物治療も並行して行います。

脂肪肝の治療薬がない以上、ＮＡＳＨへと進む可能性をできるだけ排除しなくてはなりません。脂肪肝の治療では、線維化を早期に見つけることも大きな課題となっていますから、かかりつけ医での定期的な経過観察を欠かさないようにしましょう。

ＮＡＳＨへと進んだ場合にも、肥満症例では食事療法と運動療法により引き続き減量を図り（目標７％以上）、標準体重を目指していきます。生活習慣病がある場合には、積極的にその治療を行います。脂質異常症、糖尿病、高血圧の治療薬の中には、ＮＡＳＨに対して有効とされるものもあります。それでも効果が見られない場合には、それ以上進行しないように胃の容量を減らす治療が検討されます。

ＮＡＳＨ患者に用いられる一般的な治療薬

●基礎疾患あり

Ⅱ型糖尿病（インスリン抵抗性）　ピオグリタゾン、ＧＬＰ－１受容体作動薬、ＳＧＬＴ２阻害薬

脂質異常症　スタチン

高血圧症　ＡＲＢ、ＡＣＥ阻害薬

●基礎疾患なし

ビタミンＥ（ＮＡＦＬＤ／ＮＡＳＨ治療として保険適用になっていない）

　脂肪肝には保険適用となる薬がないので、ビタミンＥ（自費）をベースに、その人の生活習慣病の有無に応じて対象となる治療薬（保険適用）を足していくケースが一般的です。一方で糖尿病薬には体重減少が期待できる薬があり、脂質異常症の薬には中性脂肪をコントロールする薬もあります。そうした薬剤を脂肪肝の治療を目的に自費で処方するかどうかは、医師によって判断の分かれるところです。

　このほかＮＡＳＨの発症や進行には、酸化ストレス、インスリン抵抗性（高インスリン血症）、肝臓に蓄積した鉄が関与しているとされており、体の酸化、糖化を防ぐためのサプリメントなどがあります。

　脂肪肝の患者に処方される薬としては、ウルソデオキシコール酸（ＵＤＣＡ）（肝機能改善作用。肝臓の血流をよくして肝臓の細胞を守る）、ビタミンEやビタミンC、あるいはポリエンホスファチジルコリン（肝臓を守り、コレステロール値を改善する）等も候補になります

［図表８］　脂肪肝の薬物療法

薬物	推奨度	概要
ビタミンE	強く推奨	体内の活性酸素を除去し、肝組織を改善するため有用。脂肪肝に対する保険適用なし
糖尿病治療薬	強く推奨～弱く推奨	糖尿病を合併している脂肪肝の方に有効な薬剤がいくつか報告あり。糖分を尿から排泄する薬やインスリンの働きをよくする薬など。いずれも脂肪肝には保険適用なし。糖尿病として治療するうえでの候補
脂質異常症改善薬	弱く推奨	脂質異常症を合併する脂肪肝の方に肝酵素を下げる効果があり有用。エゼチミブなど一部の脂質異常症改善薬の検討は不十分
降圧薬（ARB・ACE阻害薬）	弱く推奨	肝星細肝の活性化による炎症および線維化の抑制。高血圧症を合併する脂肪肝の方に有用

が、このうちＮＡＦＬＤ／ＮＡＳＨ診療ガイドライン（日本消化器病学会・日本肝臓病学会）で推奨度Ａの薬剤はビタミンＥのみ。ウルソデオキシコール酸（ＵＤＣＡ）は「推奨せず」となっています。こうした評価の背景には、研究自体がまだ実施されていない、臨床試験の結果がまだ出ていないという理由も含まれます。

抗酸化作用があるビタミンＥや、インスリンの効きをよくする作用のある糖尿病の薬などにはＮＡＳＨに有効であることが示されていますが、長期間にわたって肝硬変への進行や肝がんの発症を防ぐことができるかどうかは、まだはっきりと証明されていません。

医師が用いるガイドラインには、エビデンス

（科学的根拠）や推奨度というものがあり、薬剤ごとにそれぞれ評価がされていますので、医師は患者のライフスタイルや体質、持病などを考慮しながら、ガイドラインの情報も参考に薬剤を選んでいきます。脂肪肝の治療は、ある意味オーダーメイドといえます。こうした評価は、エビデンスが加わればアップデートされていくもので、将来的にはもっと有効な治療法が開発される可能性は十分あります。

薬剤は一生飲み続けるというものではなく、生活習慣病や脂肪肝のコントロールができるようになれば、いったん薬剤を止めることもできますし、運動や食事指導だけで経過を診ていく場合もあります。

他にも有効性が期待される薬剤が多数認められます。ウルソデオキシコール酸は、常用量として有用性は認められていないので注意が必要です（日本消化器病学会・日本肝臓学会　ＮＡＦＬＤ／ＮＡＳＨ診療ガイドライン２０２０）。

［図表９］　脂肪肝の改善が期待できるサプリメント・漢方

しじみエキス	オルニチンの成長ホルモン分泌促進作用による脂肪酸分解亢進
タウリン	コレステロールから胆汁酸合成促進、脂肪酸のβ酸化促進、アディポネクチン増加作用
カルニチン	LDLコレステロールおよび中性脂肪低下、肝脂肪蓄積抑制
大豆βコングリシニン	FGF21の増加による脂肪分解の促進
オメガ３脂肪酸	中性脂肪合成抑制、抗炎症作用
玄米	ビタミンＡの代謝亢進によるレチノイン酸増加⇒脂質代謝の活性化、インスリン抵抗性改善、低アディポネクチン血症改善により脂肪燃焼
ウコン	クルクミン成分の肝機能改善、胆汁分泌促進、活性酸素発生抑制、糖化の抑制
αリポ酸	抗酸化、および抗糖化作用による肝細胞炎症の抑制
サイトグロビン	過剰な鉄分摂取で増悪したNASH線維化の抑制
スルフォラファン	解毒、抗酸化、抗炎症作用による肝機能改善
シリカ（ケイ素）水	LDLコレステロールや中性脂肪の分解
ザクロポリフェノール	サーチュインの活性化による脂肪酸合成抑制
メープルシロップポリフェノール	抗酸化、抗炎症作用による肝機能改善
ヒシ果皮ポリフェノール	抗酸化、抗炎症作用による肝機能改善
青梅加熱濃縮エキス	肝庇護作用、肝機能改善
葛の花エキス	中性脂肪合成抑制
ユーグレナ	肝臓の線維化抑制
レンコンポリフェノール	脂肪酸合成酵素活性の低下
防風通聖散	褐色脂肪細胞の活性化、中性脂肪合成抑制
大柴胡湯	中性脂肪およびコレステロール合成抑制作用

●開発中の薬物療法

ウルソデオキシコール酸自体は、ヒト胆汁酸の一つで胆汁酸の分泌促進、肝細胞保護といった薬効があります。現在、日本の薬剤メーカーが開発した「norUDCA」という新薬の臨床試験が米国で始まっています。これは生体内にある成分（ウルソデオキシコール酸）を利用した薬剤であることから、個人的にはこの薬剤に期待しています。また中性脂肪合成抑制「ペマフィブラート」は、日本で脂肪肝に対して臨床試験が行われています。試験中の薬剤の中では、この2つが有望とみています。

●脂肪肝を改善することが期待されるサプリメント・漢方系

オルニチン（肝臓で活躍するアミノ酸）、タウリン（タンパク質が分解する過程でできるアミノ酸に似た物質。消化管内でコレステロールの吸収を抑える働きがある）、カルニチン（脂肪代謝に重要なアミノ酸）は歴史が長いサプリメントということで、治療に使われることがあります。

私自身は、玄米に注目しています。漢方のなかにも玄米を利用したものがありインスリン抵抗性を改善したり、善玉のアディポネクチンを増やしたりという作用が知られています。玄米中にはイノシトールやフィチン酸という成分があります。イノシトールは肝臓を強めて老廃物を体の外に排泄する役割があります。フィチン酸には、老廃物を排出する機能が期待できます。日本人の食事に取り入れやすい食材として有用ではないかと思います。

ここに挙げたサプリや漢方は、日常食べても良いものをリストアップしています。薬物治療の後に症状が安定している場合や、患者が薬剤を希望しない場合にはサプリメントが勧められます。ただ注意点として、サプリメントは自費になります。また効果や質も製品によりまちまちです。摂り方によっては肝臓に負担がかかる場合もありますので、自己判断で摂るのではなく、サプリメント処方に詳しい医師に相談してください。

サプリメントは、元々は食品であり、健康維持のために活用して良いものです。脂肪肝でないけれど、予防したいという人がこうしたサプリメントを摂取するのは悪いことではありません。

［第6章］

脂肪肝と向き合えば、あらゆる疾病のリスクを軽減できる

脂肪肝脱出への道～まず太らない体をつくる～

私はこれまで健診を含め７００例近くの脂肪肝の患者を診てきていますが、検査を経てＮＡＳＨが見つかったとしても、現時点では決め手となる治療法がないのが本当に残念でなりません。とはいえ放っておけば肝硬変から肝がんへと進んでしまう可能性があるので、減量指導や経過観察が欠かせません。

多くの人は一度はダイエットを経験したことがあり、結果を出す大変さは身に染みていることでしょう。食事制限や運動を継続していくことは、本当に大変です。

脂肪肝の患者の場合にも、ダイエットの指導をし、腹部エコーを定期的に行い経過観察をしていきますが、脂肪はそう簡単になくなってはくれません。じっくり取り組んで変化が見られるまでには、早くても半年くらいはかかります。通院のたびに毎回まだ脂肪肝があると医師に言われては、患者の心が折れそうになるのもわかります。

それでも減量の効果は確かにあって、ＮＡＳＨで肥満のある人では「５％の減量によってＱＯＬの改善が得られる」「７％以上の減量によりＮＡＳＨの肝脂肪化や炎症細胞浸潤、風船様腫大を軽減する」「10％以上の減量により肝線維化も改善する」といったことが報告されています。脂肪肝の改善は体重の3～5％程度の減少でも効果がある程度見込まれますが、肝線維化を改善させるには10％以上の体重減少が必要になります。

脂肪肝と一言でいっても、レベルはさまざまです。まだ生活習慣病は発症していないけれど、脂肪肝だけはあるという人、このままの生活が続けば将来脂肪肝という予備群の人も少なくありません。軽症の単純性脂肪肝のうちなら、十分引き返せます。減量も比較的楽です。だからこそ脂肪肝に気づいたら、即予防と生活改善を図ることが肝要です。

昔言われていた「脂肪肝は大事には至らない」という説は否定され、いまや脂肪肝は、あらゆる生活習慣病の入り口として、肝臓病のなかでも要注意の病態となっています。

脂肪肝に特効薬はありません。まず気をつけるべき3大習慣は、糖質のとり過ぎ（飲み過ぎ）、身体活動が少ない（動かない）、不規則な生活です。

ＮＡＦＬＤのうち、90％の方は進行しない単純性脂肪肝です。この脂肪肝のうちなら、食事と運動の見直しで改善しますが、残りの10％程度は炎症や肝線維化を伴ったＮＡ

ＳＨへと進んでしまいます。また糖尿病や脂質異常症、肥満症を合併している脂肪肝は、ＮＡＳＨに移行しやすいといわれています。

できるだけ単純性脂肪肝のうちに手を打つことが、脂肪肝脱出への近道です。早ければ早いほど、楽に脂肪肝から抜け出すことができ、肝臓へのダメージも少なくて済みます。

健康な方でも肝臓の脂肪は多少増減していますから、できるだけ脂肪をためないという点が非常に大事になってきます。そして病気にかかりにくい健康な体というのは、標準的なＢＭＩ値にある体。それはすなわち〝太りにくい体〟です。男性も、女性もＢＭＩの上昇とともにＮＡＦＬＤの有病率が上昇する傾向にあります。

脂肪肝を解消するために、肥満がある方では体重の7％を目標に減量することが勧められます。最近体重が増えてきたという方は、ＢＭＩ値が25未満、できれば標準値の22のレベルを目標にしましょう。なかには、適正体重よりやせていても、体脂肪率は高めという、いわゆる〝隠れ肥満〟の方がいらっしゃいます。若い頃より太ってきた人、運動不足の人、一日中座りっぱなしの時間が多い方は、脂肪肝になるリスクが生じます。食事や運動の見直しは、誰にとっても大切です。

［図表 10］　NAFLD の発症要因となる生活習慣と改善方法

NAFLD の発症要因となる生活習慣
果糖や菓子の摂取量が多い
早食い・どか食い
間食・夜食をよくする
夕食時間が遅い
睡眠時間が短い
座っている時間が長い
野菜摂取量が少ない

生活習慣の改善の４つの柱
規則正しい食事時間
カロリーの総量を抑える
糖質を摂り過ぎない
活動的に過ごす

とはいえ急にアスリートのような厳しい自己管理をしようとしても、長く続けていくのは難しいでしょう。無理のないペースで、しかし確実に脂肪を減らす生活を、ちょこちょこと取り入れていきましょう。

今注目の食事法！　地中海食

世の中には、健康情報がたくさん溢れています。しかし、きちんとした効果を得るには、エビデンス（科学的根拠）に基づいた健康法を選ぶことが大切です。

さまざまな国で研究がなされ、いくつも論文が出されている食事法として「地中海食」があります。これは料理名ではなく、イタリア、ギリシャ、スペインなどの地中海沿岸地域の伝統的な食生活のことをいいます。

地中海沿岸の国では、高脂肪食を食べているにもかかわらず、血中コレステロールが低く、心筋梗塞などの冠動脈疾患が少ないことが明らかになり、地中海食が注目されるようになりました。地中海食は、心・血管疾患、糖尿病、がんなどの生活習慣病のリスクを低下させる食事法であることが分かっていますが、それに加えて、脂肪肝を軽減するということが知られています。また欧州のガイドラインでは、ＮＡＦＬＤ患者の食事療法として地中海食が勧められています。

地中海食の特徴は、全粒の穀物、色鮮やかな緑黄色野菜、果物、豆類・ナッツ、きのこ類をたっぷり使い、脂質の少ない鶏肉や魚介類が多く、油はオリーブオイルがベースといった点が挙げられます。また、たんぱく質として最も摂取が推奨されているものは、チーズやヨーグルトといった発酵食品であり、次に魚、鶏肉、卵、赤身肉という順番で推奨摂取量が少なくなっていきます。菓子類の摂取よりも赤身肉のほうが控えめという点も大事です。

油脂では不飽和脂肪酸が多く、飽和脂肪酸を多く含む肉類は少なめ、また野菜や果物など植物性の食品を多く摂取することで抗酸化作用が期待できるなどが、健康に良い理由であると考えられます。

注意点として、地中海食では適量のワインを摂取しますが、ＮＡＦＬＤ患者にも勧めるべきかどうかは、現時点では不明です。アルコールはどの種類であっても、常用すれば肝臓に負担がかかります。脂肪肝で治療中の方やＮＡＳＨ肝硬変では、アルコールは避ける必要があります。

地中海沿岸諸国は、長寿者が多いことでも知られています。地中海食は、発酵食品や魚を多く取るなど和食とも共通点が多々ありますから、私たち日本人には、非常に取り入れやすい食事法だと思います。

［図表 11］　地中海食のピラミッド

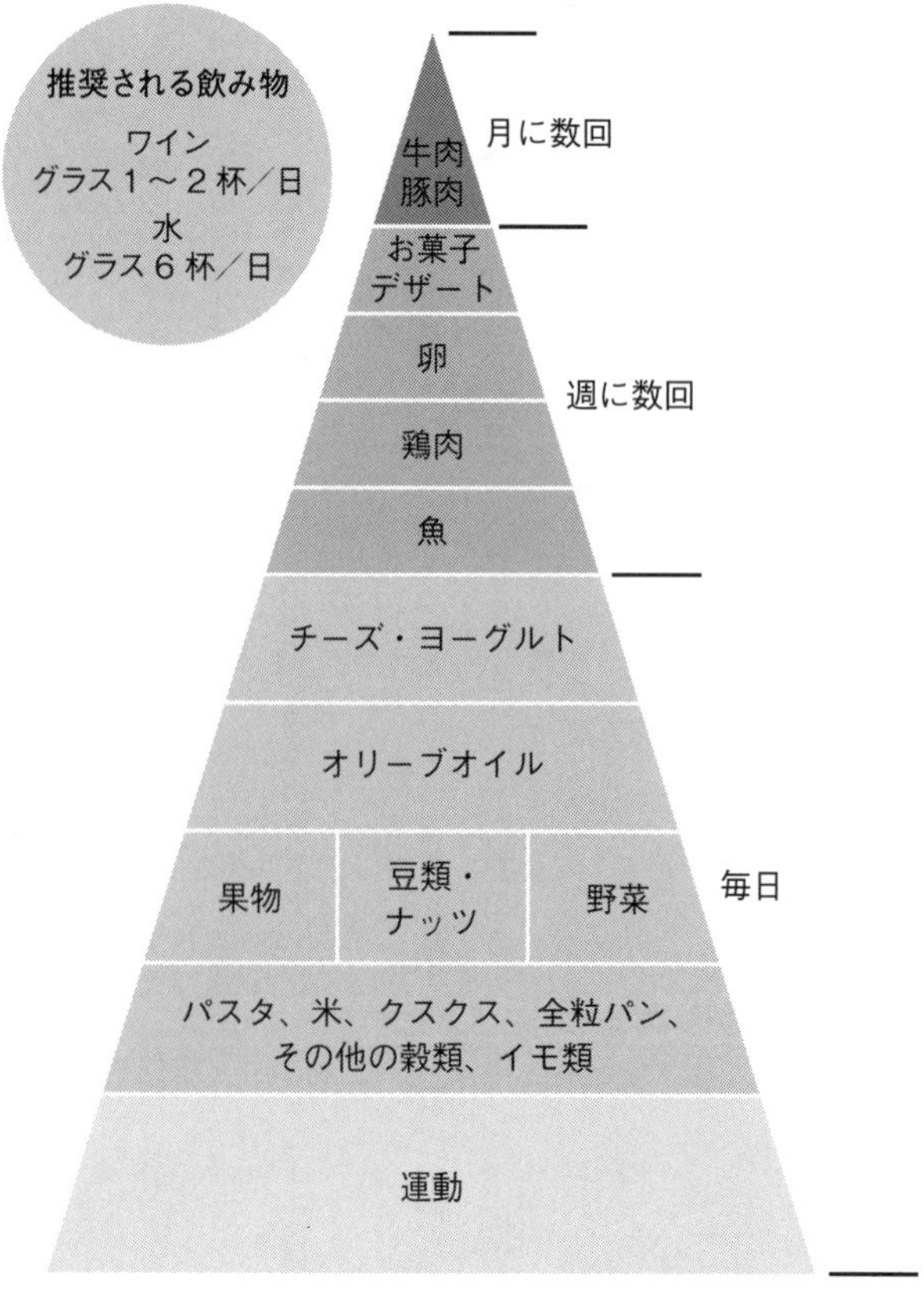

進化した「グリーン地中海食」ならさらに効果的

最近では地中海食をさらに発展させた「グリーン地中海食」なるもので、ＮＡＦＬＤが改善したとする報告があります。グリーン地中海食は、繊維質を含む食材をさらに増やし、赤身肉を減らした、いわば地中海食の進化版です。

具体的なルールは次のような食べ方になります。

赤身肉を減らし、ハムやソーセージなどの加工肉は食べません。その代わり、１日あたり28gのクルミをスナックとして食べ、３～４杯の緑茶を飲みます。さらに、プロテインシェイク（マンカイ、チアシード、ヘンプシード、豆腐など）を取り入れます。ほかの食材としては、トマト、カリフラワー、ほうれん草、ケール、フェタチーズ、オニオン、キュウリ、サーモン、マス、ツナ、サバ、ニシン、イワシ、オリーブオイル、ヨーグルト、玄米、大麦、鶏肉、オリーブの実など、不飽和脂肪酸が多く水溶性繊維質がふくまれているものが良いとされています。

研究チームは、内臓脂肪型の50代・男性の２９４名を対象に18カ月にわたる因果関係を検証するための研究を実施しました。参加者は健康的な食事、地中海食、グリーン地中海食の3グループに分けられます。すべての参加者に運動療法が課せられました。結果として、すべての食事が肝内脂肪の減少につながりました。特にグリーン地中海食のグループでは、脂肪肝の大きな減少を示し、NAFLDの有病率は62％から31・5％に低下したとしています。

グリーン地中海食は、もともとヘルシーな地中海食からさらに赤身肉や食肉加工品を減らし、代わりに植物性たんぱく質をふんだんに取り入れている点がポイントのようです。また、おやつとして取り入れたクルミの成分の約7割は脂質で、健康に良いとされるオメガ3脂肪酸が豊富に摂れる食材です。

ちなみにプロテインシェイクの材料となるマンカイ、チアシード、ヘンプシードは、それぞれ高たんぱくの植物素材です。つまり糖質や脂肪の腸からの吸収を遅らせる食物繊維や、肝臓の再生と脂肪分の放出を促すたんぱく質が豊富に含まれる食材を摂ることは、脂肪肝の予防・改善に有効ということです。

マンカイ、チアシード、ヘンプシードは、高級食材店などで入手できることがありますが、日本ではあまり馴染みの少ない食材です。代わりに、豆類（大豆プロテイン）やたんぱく質を含む野菜類（ブロッコリー、枝豆、芽キャベツ）、穀類（大麦）などで代用しても良いでしょう。

知っておきたい油脂の話

地中海食で摂取するオリーブオイルやナッツ類、青魚などには、不飽和脂肪酸が多く含まれます。

普段口にしている油にも、さまざまな分類・種類があり、積極的に摂りたい油脂と摂り過ぎているので減らしたほうがいい油があります。

まず油は大きく分けて、常温で個体の飽和脂肪酸と、常温で液体の不飽和脂肪酸に分かれます。飽和脂肪酸は、バターやラード、牛脂や豚脂など、乳製品や動物性脂肪に多く含まれます。ココナッツオイルは植物性ですが、常温で固まる飽和脂肪酸に分類されます。

一方で不飽和脂肪酸は植物油に多く含まれる油脂で、血中の中性脂肪やコレステロール値を調節する働きがあるといわれています。

不飽和脂肪酸は、さらに化学式の違いで多価不飽和脂肪酸のオメガ３とオメガ６、一価不飽和脂肪酸のオメガ９に分かれます。

なかでもオメガ３系の油脂は最近注目されている必須脂肪酸で、α-リノレン酸や魚油に多く含まれるＥＰＡ／ＤＨＡが代表的な油です。α-リノレン酸は、亜麻仁油やエゴマ油に豊富に含まれています。熱に弱いため、加熱せずに摂りたい油です。

オメガ６も、食事から摂るべき必須脂肪酸に分類されます。代表的なのはリノール酸。サラダ油やコーン油、ごま油などに多く含まれ、調理油としても多くの食品に使われています。商品の原材料表示に「植物油脂」や「植物油」とあれば、ほとんどがオメガ６系の油です。

オメガ９の代表的な成分はオレイン酸で、オリーブオイルやキャノーラ油などに多く含まれます。オメガ９系の油は、酸化しにくく熱に強いので、日常的に取り入れやすい成分です。

脂質は３大栄養素の一つで、油脂は体には必要なものです。問題は、現代の食生活では、飽和脂肪酸やオメガ６系が過剰摂取になりがちということです。肥満や動脈硬化などの生活習慣病を増やす原因にもなっています。

オメガ3の脂肪肝との関わりでは動脈硬化予防、免疫増強など生活習慣病の予防に有用な働きをもち、かつインスリン感受性を高め、肝臓にたまった中性脂肪量を減少させて脂肪性肝炎を改善することが実験で示されています。

多様な油を普段の食生活でどう摂っていくかは、健康を左右する大切なポイントです。現代人は、飽和脂肪酸やオメガ6系は減らす方向にして、多価不飽和脂肪酸を多く含む青魚などオメガ3系の割合を増やしていく摂り方が理想的です。その意味でも、魚類やナッツ類、オリーブオイルをふんだんに使う地中海食は、理にかなっているといえます。魚があまり好きでない方は、亜麻仁油やエゴマ油を取り入れると良いでしょう。ただし、たとえ体にいい油脂でもエネルギー量は変わりませんから、摂り過ぎにはくれぐれも気を付けましょう。

食生活のポイント

肝臓はただでさえ働き者なのですから、できるだけ負担をかけないようにしたいものです。

アルコールの分解に肝臓の負担が大きいことは説明しましたが、同じく糖質過多の食生活も肝臓に大きな負担をかけます。糖質が効率のよいエネルギー源であるというのはまちがいありません。糖質にはタンパク質節約作用もあり肝機能の修復に欠かせないものとなっています。また肝臓の抵抗力を高める作用もあります。

しかし糖質をとり過ぎると肥満を招きやすいことも確かです。たんぱく質や脂質と比べて吸収速度が速い栄養素であり、食後血糖値が急激に上がると、体内でインスリンが大量に分泌され、脂肪を溜めこみやすくなってしまうため、糖質を摂る際には量と食べ方の両方に気を付けたいものです。

よくいわれるのが野菜から食べ始めて食物繊維をお腹に入れてから、炭水化物などの主食を食べましょうという〝食べ順〟です。糖質は食物繊維や脂質と一緒に摂ると食後血糖値の上昇が穏やかになることが知られています。要は糖質を空腹時にいきなり食べないことがポイントです。食べ順では、とにかく「糖質の多いものは後回し」と覚えておくといいでしょう。ゆっくり、よく噛んで食べると食後血糖値の急上昇を防いで、かつ満腹感を得やすくなりますので、ぜひ実践してください。

その他に特に脂肪肝に直結しやすいのはジュースや清涼飲料水、缶コーヒーなどの甘い液体で糖質を摂り過ぎてしまうことです。噛むことも分解も必要なく、すぐに吸収されやすいので太るリスクが高くなります。商品の成分表に「果糖ぶどう糖液糖」や「ぶどう糖果糖液糖」と記載のあるものは、摂り過ぎないようにしましょう。

これは摂っていいのかとよく聞かれる飲み物・食べ物について考え方や摂り方のポイントをまとめました。参考にしてください。

●清涼飲料水

アルコールは一切飲まないけれど、ジュースなどの果糖飲料をよく飲んでいるという方は、脂肪肝の可能性大です。ある観察研究において果糖を含む清涼飲料水を毎日摂取することでＮＡＦＬＤ患者の肝線維化がより進行することが示されています。

たとえばコーラ５００mLには砂糖が56・5g、これはお茶碗一人前の糖質量と同程度です。オレンジジュース５００mLには55g、缶コーヒーには16g（１９０mL中）。１日の砂糖の摂取量は25g／日が目安といわれていますので、ジュース５００mLを1本飲めば、軽く超えてしまいます。せっかく食事で糖質をコントロールしても、努力が水の泡となってしまいます。

その他糖質ゼロの甘味料や低カロリー飲料は、カロリーは低くても、インスリン分泌を促すという報告もあります。総じて、甘い飲み物の摂り過ぎは避けたほうが良いでしょう。

●フルーツ

フルーツは、食物繊維やビタミン、ミネラルなどが豊富なヘルシー食材ではあるのですが、果糖がたっぷり含まれています。果糖単体では、血中インスリンを上昇させる作用が小さいといわれていますが、糖質であることには違いなく、砂糖と同じだけのエネルギー量があります。食べ過ぎれば、体重や中性脂肪が増えていきます。フルーツを食べるなら朝にしてエネルギー消費量が減る夜にたくさん食べるのは控えましょう。

●コーヒー

以前からコーヒーの摂取は、糖尿病などの生活習慣病のリスクを低下させることが知られていました。

国立がん研究センターの研究において、「コーヒーを摂取する群において、全死亡リスクおよび心疾患、脳血管疾患および呼吸器疾患による死亡リスクが減少した」「1日3～4杯飲むグループの死亡リスクが最も低くなっていた」と報告しています。

またコーヒーをほとんど飲まない人と比べ、ほぼ毎日飲む人では、肝がんの発生率が約半分に減少し、1日5杯以上飲む人では、肝がんの発生率は4分の1にまで低下していたとの報告もあります。ただしコーヒーを多飲することが肝がんの発生率の低下に直結するかどうかは、さらなる研究によって確認が必要です。

コーヒーと脂肪肝の研究ではどうかというと、いくつかの研究で、コーヒーの摂取は肝線維化の進行を抑制するとの報告があります。仕組みとしてはコーヒーに含まれるカフェインの肝保護効果や、ポリフェノールの一種であるクロロゲン酸の血糖値改善効果や抗炎症作用が、何らかの理由で肝線維化の抑制に寄与しているのかもしれません。

運動による脂肪燃焼効果

摂取カロリーが消費カロリーを上回る生活を続けていると、余った分が体脂肪として蓄積され、肝臓にも脂肪が溜まりやすくなります。

食べる量を大幅に減らすことで、コントロールする（脂肪を減らす）ことはできますが、短期間に減量しようとすると体に負担をかけ、リバウンドにもつながります。溜まった脂肪は速やかに、かつ適度に減らすことを心がけましょう。リバウンド防止や体への負担を考えて食事療法と運動療法を組み合わせることを推奨します。

運動による減量の効果が出るまでには、その人の生活や体格などによっても異なりますが、時間がかかります。じっくり取り組みましょう。しばらく運動をしていなかった人には、キツイかもしれませんが、徐々に全身の代謝が良くなっていくことで肝臓からも脂肪が代謝されていきます。また体に筋肉がついてくれば基礎代謝もあがります。

内臓脂肪の燃焼には、酸素を使いながら体を動かす「有酸素運動」が効果的です。キツ過ぎず楽過ぎず、少し汗をかく程度の運動強度を目標にしてください。速歩ウォーキングやサイクリング、スイミングなどが取り入れやすいでしょう。

脂肪肝の研究では、1日30分以上の3～6メッツの運動を週に250分以上、約3カ月行うことで、たとえ体重が減らなくても脂肪肝が改善したという結果が出ています。「メッツ」と、は運動強度を表す単位のことです。大まかな目安としては、平均的な速度で歩く、軽い筋トレをする、掃除機をかけるなどは3メッツ程度、やや速歩で歩く、自転車に乗る、階段をゆっくり上るなどは4メッツ程度、水中歩行（やや速い）は4・5メッツ、ゆっくりとしたジョギングやスイミングは6メッツ程度になります。

以上から早歩きウォーキングや軽いジョギングなど、少し汗ばむくらいの運動を1回30分以上（できれば1時間以上）し、それを週3回程度行うといいでしょう。私自身は、週3日は、犬の散歩などを利用して1万歩以上歩くように心がけています。

運動することにより、脂肪肝が遊離脂肪酸（通常は脂肪組織に中性脂肪として蓄えられている）となり血液中に放出されるようになって、肝臓に溜まった脂肪を落としやすくなります。遊離脂肪酸がエネルギーとして利用されるようになるのは、運動開始10分後からなので、1度の運動は10分以上続けて行うといいと思います。時間がない方や運動を始めたばかりの方は、1日5分でも体を動かす習慣をつけるとよいでしょう。

さらに筋肉に負荷をかける無酸素運動（ダンベル体操やスクワットなど）を取り入れると、筋肉量が増えて基礎代謝も高まるので理想的です。

運動は動脈硬化の予防にもなり、インスリンの働きを高めるアディポネクチンというアディポサイトカインの一種の分泌が増えるため、高血圧症や糖尿病の患者にも有用です。

体重計は毎日乗るべき？

体重計にこまめに乗って体重をチェックすることは、いい心がけだと思います。

体重が右肩上がりになっていないかどうか、または体脂肪や筋肉量をチェックすることで、体調管理や食べ過ぎたかどうかなどを見る指標になります。ただし体脂肪や筋肉量は、少し水分を取らないだけでも変動するものですから、少し減った・増えたぐらいで一喜一憂する必要はありません。

1日1回、体重を毎日計測し、記録しておきましょう。近頃は、スマートフォンのアプリで体重の増減を管理できるようなものも出ていますね。目標達成は慌てずに、4週間ぐらい先を目途に設定するとよいでしょう。緩やかでも確実な変化のほうが、体に優しく継続できます。ＢＭＩ値25未満（理想は22）を目標にしましょう。

良質な睡眠は百薬の長、脂肪肝も改善する

睡眠と体の関係は研究が進んでおり、短時間睡眠が肥満リスクを高めることは、さまざまな研究から明らかになっています。ある研究によると、肥満度は7～8時間眠る人で最も低く、5時間未満の方は肥満になりやすいとされています。その理由は、いくつか挙げられます。

まず睡眠時間と食欲との関係ですが、寝不足の状態では食欲増進ホルモンの「グレリン」の分泌量が多くなり、逆に食欲を抑えるホルモンの「レプチン」の分泌量が減ってしまうことが分かっています。つまり睡眠不足になると食欲が増進しやすいのです。

夜更かしの日が続くと、なぜか食べ物に手が伸びてしまうということはありませんか。これは、もともと持っている生理的な仕組みが食欲を増進させてしまっているといえます。

また慢性的に睡眠時間が少ないと血糖を下げるホルモンであるインスリンが効きにくく

なること（インスリン抵抗性）や、糖質コルチコイド（血糖を上昇させる）が過剰分泌され、午後から夕方にかけて減るはずの甲状腺ホルモン（新陳代謝の過程を促進する）や、コルチゾール（免疫抑制や抗炎症代謝の促進などを司るホルモン）が十分減らなくなることなどがわかっています。不眠症状のある人では、快眠できている人に比べて糖尿病になるリスクが1・5倍～2倍になることが知られています。

ほかにも睡眠中は「成長ホルモン」の分泌が増え、全身の細胞の修復が行われて、新陳代謝が上昇します。このときには、脂肪の元になる中性脂肪の分解が行われ、筋肉の修復も行われます。眠りが浅い、中途覚醒が多い、そもそも寝ていないといった状況では、成長ホルモンの分泌が妨げられてしまう可能性があります。

このように睡眠の良し悪しは、脂肪代謝にも影響し、慢性的な睡眠不足では脂肪肝や生活習慣病のリスクを抱えてしまいます。脂肪肝になりたくなければ、睡眠不足は厳禁です。

理想は、時間を十分とった睡眠ですが、むしろ睡眠の質をよくすることが大切であることも分かってきました。そして、その質を左右するのが、寝入り始めの深い眠りです。

睡眠にはレム睡眠、ノンレム睡眠という種類があり、決まったリズムが繰り返されます。まずノンレム睡眠から始まり、一気に深い眠りに入ります。特に大切なのが眠り始めの3～4時間です。この間に深い睡眠をとることで、体内では脳の疲労物質の除去や全身の細胞の修復、免疫力を高めるホルモンの分泌が盛んに行われます。また1日に分泌される成長ホルモンの7～8割が出るとされています。

なお夜に眠くなるために働くのが「メラトニン」というホルモンです。メラトニンは、体内時計を調節し、覚醒と睡眠を切り替えて自然な眠りに誘う作用のほか、抗酸化作用や内臓脂肪蓄積抑制作用などの生理作用があることが知られています。血糖の代謝に必要なホルモンともいわれており、糖尿病、高血圧、動脈硬化などとの関連性が指摘されています。

毎日気持ちよく眠る生活は、病気をしない体づくりにつながるうえ、ダイエットにもいいということになります。質のいい睡眠がとれたかどうかの目安の一つは、朝スッキリ目覚めたかどうかです。睡眠の質には、生活リズムや睡眠環境が大きく影響します。熟睡できる環境を整えましょう。

良質な睡眠をとるためにできること

日本は、世界有数の睡眠不足大国です。とりわけ働く日本人女性は、世界的に見て最も寝ていないというデータがあるほどです。また男女ともに40～50代の睡眠時間が短くなっています（厚生労働省「令和元年国民健康・栄養調査」）。

50代は、高血圧、睡眠時無呼吸症候群（睡眠中に何度も呼吸が止まる、浅くなるなどで、体が低酸素状態となる）などの病気が増え、ちょうど脂肪肝の有病率が高い年代とも重なる時期です。

〝睡眠負債〟という言葉があります。近年では日々の睡眠不足が積み重なっていくことで、肥満などの生活習慣病をはじめ、うつ病、がんといった病気のリスクや心身の不調につながることが分かってきました。睡眠不足のツケは、想像以上に大きいのです。

脂肪肝のない太りにくい体を目指すためにも、質のいい睡眠をとる工夫を積極的に取り入れましょう。

睡眠の質を高めるには、メラトニンの分泌リズムを利用すると良いとされています。

メラトニンは、朝起きて太陽の光が目に入ってから16時間ほどで脳から分泌される仕組みになっています。リモートワークが増え、通勤しなくなってから生活リズムが狂ってしまったという人もいると思います。夜に自然に眠くなるためにも、朝は定時に起きて部屋のカーテンを開けて、陽の光を浴びましょう。逆に夜は、できるだけ明るい光を避けるようにすると、メラトニンがしっかりと分泌されて、寝つきが良くなります。

また夜深い眠りに入るには、就寝時に、日中活発に働く交感神経から、リラックスするときの副交感神経に切り替わっている必要があります。

そのためにも出来れば食事やお酒は就寝3時間前までに済ませ、ゆっくり入浴したり、灯りを調節したりするなどして、夜は早めにリラックスモードに入るようにしましょう。深呼吸をするなども効果的です。

夜遅い時間の食事や、就寝前のスマホやパソコン作業、激しい運動などは、自律神経を興奮させ、交感神経優位にしてしまうので逆効果です。

体が冷えやすく寝つきが悪い人は、軽めのストレッチや入浴で、一旦深部体温を上げてから床につくと良いとされています。深部体温が上がって下がるときに、人は眠気を感じやすくなるからです。深部体温は、日中から夕方にかけて徐々に高くなっていき、夜から朝にかけて下がっていくというリズムがあります。

週末に寝だめをするのは生活リズムを崩してしまうので、先ほどの睡眠負債を返済することにはなりません。寝不足をしてしまったら、日中に短時間の昼寝（20分程度）を取り入れるほうが良いとされています。

脂肪肝対策、お酒との付き合い方は？

心身の健康を保つために、脱アルコールを目指すことは、最近の世界的なトレンドだそうで、若者を中心に新しいライフスタイルとして注目されているといわれます。確かにここ数年で、ノンアルコールビールを謳う商品が随分と増えたように思います。

本書では、主に非アルコール性脂肪性肝疾患（ＮＡＦＬＤ）の危険性について説明してきましたが、脂肪肝の原因として圧倒的に多いのはアルコール性によるものです。日頃から飲酒量が多い方は、見た目はやせていても肝障害へ進んでしまうケースが多くなります。また、お酒は少量しか飲まない方でも、ＮＡＳＨになることがあります。肝臓を元気にしておきたければ、お酒はほどほどにしておくことが賢明です。

私の患者で、アルコール性脂肪性肝炎で通院されている方がいました。もともとお酒が大好きな方でしたが、あるとき夫の体を心配した妻からノンアルコールビールを勧められたとのこと。「飲んでみたら、意外といけるのでびっくりしました」と、報告してくれました。これを聞いて、私は「ノンアルコールビールも随分美味しくなったんだな。十分、患者さんに勧められるな」と確信しました。

最近では、アルコール飲料と遜色ないくらい満足度の高いノンアルコール飲料が登場しており、クラフトビールの銘柄のなかにもノンアルコールビールを目にするようになりました。

コロナ禍で家飲みも増えています。おいしい食事を囲んで違う銘柄のノンアルコール飲料を飲み比べしたり、クラフトノンアルコールビールを色々試したりしてみたりすると、また違った楽しみが広がるのではないでしょうか。

肝臓の健康のためにも、ノンアルコール飲料を上手に活用してください。そしてできれば、カロリーや糖質も意識したいところです。たくさん飲めば糖質の取り過ぎとなります。糖質ゼロや甘味料ゼロと書かれたものを選ぶと良いでしょう。

最近では、アルコールの強要はハラスメントという認識も広まってきています。選択肢が増えて、お酒を飲めない方にも優しい社会になってきているのは良いことではないでしょうか。

どうしても飲みたい。少量ならOK？　休肝日は必要？

「お酒は適量なら体にいい」という話を聞くこともあって、少量なら飲んでもいいだろう、いや少量でも毎日飲んだらNGでは?と、迷われる方もいらっしゃるでしょう。お酒に関する研究論文はさまざまなものが出ており、どの方法が望ましいのかはいまだ結論が出ていません。

ただ一つ言えることとして、量を減らして毎日飲み続けるよりは、休肝日を設けたほうが、肝臓の機能は回復しやすいのは確かです。どうしても飲みたい場合には、休肝日を設け、休肝日には禁酒するか、ノンアルコール飲料を選ぶと良いでしょう。

また、お酒の飲み方として「ちゃんぽん」は、酒量がかなり多くなる危険性がありますのでご注意ください。特に女性は体が男性に比べ小さいので、同量のアルコールでもより肝障害を起こしやすいといわれています。

そもそもＮＡＦＬＤ／ＮＡＳＨで通院中の方や、肝障害が起きている患者にはアルコールはやめてもらうことになります。「ちょっとくらいなら……」という気の緩みが、お酒断ちを難しくしてしまいますから、やはり禁酒が命を守るための最良の選択となります。

また、お酒に強い・弱いの違いには、その人の遺伝子が関係しています。お酒に関わる遺伝子型としては、アルコール脱水素酵素１Ｂ（ADH1B）とアルデヒド脱水素酵素２（ALDH2）の遺伝多型性が知られており、ADH1Bが少なく、ALDH2が多い人は酒量が多くなりやすく酒乱に多いといわれています。一方でALDH2が少ない人はアセトアルデヒドが溜まりやすく、悪酔いするだけでなく、食道がんの発生率が10倍以上高くなり、さらにADH1Bが少ないと29～56倍に跳ね上がるという調査報告があります。[*16]

そして肥満者の場合には、１日平均純エタノール60ｇの飲酒に満たなくてもアルコール性肝障害を起こし得るとされ、また女性やアルデヒド脱水素酵素２（ALDH2）欠損者では、１日平均純エタノール40ｇ程度の飲酒でもアルコール性肝障害を起こし得るとされています。

元気な肝臓を維持するためのかかりつけ医との関わり方

脂肪肝や肥満があり、生活指導をしてもらうには、できれば栄養学に詳しい内科を標榜しているドクターに診てもらうと良いでしょう。

タバコを吸う習慣のあるドクターに、禁煙治療を任せたい人はいないでしょう。それと同じで肥満のあるドクターも、食事や運動の指示に信憑性が欠けるように思いますので、なるべく避けたほうがいいというのが、私からのアドバイスです。特に肝臓専門医である必要はありません。

ただしNASHの疑いのあるときには、肝臓専門医を紹介してもらうようにしましょう。

定期的な脂肪肝チェックの必要性については、糖尿病のある方は、NASH合併率が高くなりますので、糖尿病の治療と併せて必ず定期的な肝臓チェックを推奨します。

一般的には、健康診断等で肝機能異常や脂質異常症が見つかれば、詳しい肝臓の検査を受けるという流れになりますが、日常的にアルコールをよく飲む方など、肝臓病がリスクだと考える方は、ご自身の判断で積極的に肝臓の検査を受けるという方法もあります。自費にはなりますが、最近では、肝臓の線維化や肝がんの検査などを行う「肝臓ドック」「脂肪肝ドック」と呼ばれる検査を行っている医療機関が増えてきています。ＮＡＦＬＤの早期発見、ＮＡＳＨ予防のために、こうした検査を利用してもいいかもしれません。

おわりに

本書を読んだ方には、少しでも脂肪肝の怖さが伝わったのではないでしょうか。

昔はよく風邪は万病のもとといわれていました。現在でもですが、たかが風邪と馬鹿にしていると肺炎で命を落としてしまうことがあります。同様に脂肪肝も放っておくと、肝炎から肝硬変、最悪の場合肝がんが発生し、死に至ります。それ以外にも生活習慣病を合併し、脳血管障害や心・血管疾患を起こす危険性が高くなります。脂肪肝は万病のもと、と言っても過言ではないでしょう。

２０２１年、脂肪肝で受診していたにもかかわらず、約2年間適切な検査や治療がなされず、60代の女性患者がなくなったという残念なニュースが報じられました。最後に、このケースを紹介します。

報道によると、女性は２００５年から腎臓機能低下と脂肪肝のため、定期的に大学病院に通院していました。２０１４年8月に、腹部のエコー検査を受けた際に、肝がんを疑う所見があったそうです。しかし主治医が多忙だったため、代理の医師が検査結果を電子カルテに記載し、診察しました。その際、患者の女性や主治医には、異常があることを伝えませんでした。後日、主治医は女性の電子カルテを閲覧したものの、検査結果を見落としたということです。

2年後の2016年8月、女性は胸から腹にかけての痛みを訴え、同病院に救急搬送されました。がん腫瘍の破裂だったようです。精密検査で肝がんと診断されました。すでにステージ4まで進行しており、同病院で治療を続けましたが、女性は2021年3月に亡くなりました。病院の調査に対して、主治医は「脂肪肝の検査だと思って油断していた」、「血液検査の結果が悪くなかったため、エコー検査の結果を重視せず確認しなかった」と話したと報道されました。

2014年の時点で精密検査をしていれば、がんの早期発見につながり、手術による治療も可能だったかもしれません。肝がんは、初期には無症状ですが、進行するとだんだんと腫瘍が大きくなり、まれに破裂することがあります。

本書で繰り返し説明してきたように、一昔前までは、脂肪肝の予後は悪くないと考えられていました。放っておくと肝硬変や肝がんへ至る可能性があると分かってきたのは、ここ20年ぐらいのことです。この事件は病院側の連携ミスにより異常が共有されなかったことが原因とされていますが、「それ以前に、脂肪肝に対して医療者側にもっと危機感があれば、防ぐことができたのではないか」と、悔やまれてなりません。このような事故が二度と起きないことを望みます。そのためにも、脂肪肝についてもっと知ってもらわねばと決意を新たにしているところです。

脂肪肝の危険性については、日本消化器病学会や日本肝臓学会がガイドラインを出すなどして周知に努めていますが、メタボリック症候群ほどに広く認識されるには、まだ少し時間がかかると思われます。本書をお読みの皆さんは、脂肪肝について相当詳しくなったと思いますから、ぜひ周りの方にも脂肪肝の真実をお伝えいただけたらと思います。

脂肪肝は怖い病気です。しかし、予防できる疾患であり、早期であればほとんど治る病気です。「脂肪肝を制する者は万病を制す」であります。

本書が、皆さんにとって少しでも脂肪肝に関心を示していただくきっかけとなり、人生100年時代を健やかに過ごしていただける指南書となることを願ってやみません。今からでも遅くはありません。どうか肝心要の肝臓をいたわり、健康で充実した人生を手に入れてください。

参考文献

第１章

＊１）愛知県保険医協会「明日の臨床 24号」（２０１２年12月25日）

＊２）医療情報科学研究所「病気がみえる vol.1消化器 第6版」メディックメディア、２０２０年

＊３）日本消化器病学会ガイドライン「NAFLD/NASHガイドQ&A」

＊４）日本消化器病学会・日本肝臓学会『NAFLD/NASH 診療ガイドライン（改訂第２版）』南江堂２０２０年

＊５）日本肝臓学会「日本肝臓学会からの提言」

＊６）日本肝臓学会「日本肝臓学会：COVID-19関連情報」

第２章

＊７）E M Brunt 2001;21(1):3-16.
Nonalcoholic steatohepatitis: definition and pathology

＊８）国立大学法人 筑波大学「日本人には非肥満脂肪肝患者が多い」

＊9）学校法人 順天堂「非肥満者では内臓脂肪の蓄積よりも脂肪肝が筋肉の代謝障害と強く関連する」
＊10）一般社団法人 日本癌学会「肥満とがん」

第3章

＊11）池谷敏郎『体内の「炎症」を抑えると、病気にならない！』三笠書房、２０１７年
＊12）熊沢義雄『ガン、動脈硬化、糖尿病、老化の根本原因「慢性炎症」を抑えなさい』青春出版社、２０１７年
＊13）日本老年医学会　真鍋一郎「慢性炎症と加齢関連疾患」（２０１７年４月）
＊14）日本肝臓学会「NASH・NAFLDの診療ガイド２０２１」（２０２１年３月17日）

第5章

＊15）日本消化器病学会「日本消化器病学会雑誌 第１１１巻第1号」（２０１４年）

第6章

＊16）日本消化器病学会「日本消化器病学会雑誌第１０９巻第9号」（２０１２年）

川本 徹（かわもと とおる）

１９８７年 筑波大学医学専門学群卒業。１９９３年筑波大学大学院医学研究科修了。大学院修了後は筑波大学附属病院の消化器外科に所属し、研鑽を積む。１９９６年筑波大学臨床医学系外科講師に就任。胆道外科を専門とし、特に胆のうがん、胆管がんの外科治療に専従する。２００３年に渡米し、アメリカのテキサス大学ＭＤアンダーソンがんセンターにてがん分子標的薬の研究に従事し、がんの発生および進展メカニズムについて深い知見を有する。現在は東京都港区にみなと芝クリニックを構え、内科・胃腸内科と外科のほかに、皮膚科、整形外科、大腸・肛門外科を標榜し、幅広い診療を行っている。東京女子医科大学非常勤講師、東邦大学医学部客員講師、元日本胆道学会評議員。

本書についての
ご意見・ご感想はコチラ

死肪肝

二〇二二年三月一日 第一刷発行

著　者　川本 徹
発行人　久保田貴幸
発行元　株式会社 幻冬舎メディアコンサルティング
〒一五一-〇〇五一 東京都渋谷区千駄ヶ谷四-九-七
電話 〇三-五四一一-六四四〇（編集）
発売元　株式会社 幻冬舎
〒一五一-〇〇五一 東京都渋谷区千駄ヶ谷四-九-七
電話 〇三-五四一一-六二二二（営業）
印刷・製本　中央精版印刷株式会社
装　丁　立石 愛

検印廃止

Printed in Japan ISBN 978-4-344-93717-8 C0047
幻冬舎メディアコンサルティングHP http://www.gentosha-mc.com/